Andrea Manni
Akuffo Quarde

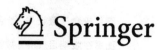

# 内分泌病理生理学
## 体检简明指南

# Endocrine Pathophysiology
## A Concise Guide to the Physical Exam

〔美〕 安德里亚·曼尼　　编　著
　　　阿库夫·库瓦德

李　莉　袁璧钗　杨　川　　译

天津出版传媒集团
天津科技翻译出版有限公司

著作权合同登记号：图字：02-2021-079

图书在版编目(CIP)数据

内分泌病理生理学：体检简明指南 / (美)安德里
亚·曼尼(Andrea Manni)，(美)阿库夫·库瓦德
(Akuffo Quarde)编著；李莉，袁璧钗，杨川译. —天
津：天津科技翻译出版有限公司,2023.5
书名原文：Endocrine Pathophysiology：A Concise
Guide to the Physical Exam
ISBN 978-7-5433-4311-5

Ⅰ.①内… Ⅱ.①安… ②阿… ③李… ④袁… ⑤杨
… Ⅲ.①内分泌病-病理生理学 Ⅳ.①R58

中国版本图书馆CIP数据核字(2023)第012395号

First published in English under the title
Endocrine Pathophysiology：A Concise Guide to the Physical Exam
by Andrea Manni and Akuffo Quarde
Copyright © Springer Nature Switzerland AG,2020
This edition has been translated and published under licence from
Springer Nature Switzerland AG.

授权单位：Springer Nature Switzerland AG.
出　　　版：天津科技翻译出版有限公司
出 版 人：刘子媛
地　　　址：天津市南开区白堤路244号
邮政编码：300192
电　　话：022-87894896
传　　真：022-87893237
网　　址：www.tsttpc.com
印　　刷：唐山鼎瑞印刷有限公司
发　　行：全国新华书店
版本记录：787mm×1092mm　16开本　11.25印张　200千字
　　　　　2023年5月第1版　2023年5月第1次印刷
　　　　　定价：88.00元

(如发现印装问题,可与出版社调换)

# 中文版前言

内分泌疾病的临床表现和体征繁杂,涉及全身各个系统和器官,容易引起误诊。因此,对于其一些特殊症状和体征的理解不仅是对这些症状和体征定义的记忆,更重要的是对于导致发生改变的病理生理学的理解。本书从常见内分泌疾病的体征出发,讲述特征性症状和体征发生的病理生理学过程,把症状、体征和内分泌病理生理学联系起来,帮助读者更好地理解和掌握内分泌疾病的临床表现,提高临床诊断的敏感性,增强诊疗能力,同时可使读者对于有关常见及罕见的内分泌疾病的病理生理学有更深入的了解,最终达到知其然且知其所以然的境界。

本书每章结构清晰,开头明确提出每章的学习目标,内容先叙述疾病的体征及其病理生理学,紧跟其后的是扩展部分,包括病理生理学扩展,临床扩展及临床查房可能遇见的问题。本书内容与临床实践紧密结合,实用性强。译者非常喜欢临床扩展这部分,既扩展了知识面,又加强了知识体系的横向联系。

本书图文并茂,非常有趣,亦是译者向各位同道推荐本书的重要理由。但是由于译者的翻译水平有限,书中难免存在不足之处,恳请各位同仁和广大读者不吝赐教。

总之,译者希望无论是内分泌的初级医生或是对于内分泌疾病感兴趣的医生,都能从本书中获益。也希望专业的内分泌医生能够通过阅读本书提高诊疗水平,更好地为患者服务。

# 前　言

体检已经成为现代医学中一门消亡的艺术。在很多情况下,诊断结果严重依赖于各种实验室的检查和大型设备的物理检查。激素科学(内分泌学)涉及复杂的激素系统紊乱的疾病,可表现出无数的临床症状和体征,通过了解内分泌疾病临床体征的病理生理学,能够令医生更好地认识临床检查的重要性。

虽然现代医学提高了我们对疾病的认识和理解,但过去很多临床医生所奠定的基础应该得到当今临床医生的认可。我们想通过这本书,强调各位临床医学专家在临床内分泌学这一激动人心的领域的发展中起的关键作用。

我们努力提供一种简明的方法,可通过症状和体征来理解很多内分泌疾病的病理生理学,并希望这本书成为临床医生和医学生在实际工作中的一个很好的参考读物。

Andrea Manni

Akuffo Quarde

# 致 谢

感谢在本书编写过程中提出有益建议和做出宝贵贡献的每个人。

我们感谢对本书做出贡献的 Dr. Alan Sacerdote(纽约大学医学院退休医学教授),Dr. Chris Fan(宾夕法尼亚州立大学内分泌研究所主任),Dr. Kanthi Bangalore Krishna (宾夕法尼亚州立大学儿科内分泌与糖尿病科医学副教授),Dr. Ariana Pichardo-Lowden (宾夕法尼亚州立大学内分泌科医学副教授),Dr. Shyam Narayana(宾夕法尼亚州立大学内分泌科医学助理教授)。

我们真挚地感谢 Avinindita Nura Lestari(印度尼西亚万隆伊斯兰大学医学学士)对于设计和编辑插图所做的贡献。她对这本书的创造性投入和敬业精神值得我们学习。我们也感谢 Lisa Doster(宾夕法尼亚州立大学内分泌科)对写作方面提供的帮助。

我们也由衷感谢 Springer 出版社的出版团队,感谢 Kristopher Spring、Keerthana Gnanasekeran 和 Karthik Rajasekar 对我们的支持。

Andrea Manni

Akuffo Quarde

感谢我的同事和学员，他们丰富了我的学术生活。感谢我的妻子 Rosemary，在我整个职业生涯中对我的支持。

Andrea

感谢我亲爱的父母，感谢他们激励着我。感谢我的妻子 Anisa 和孩子 Stephanie 和 Nathan。

Akuffo

# 目　录

# 第 1 章

# 垂体疾病

**学习目标**

在本章结束时,你将能够重点学到以下的内容:

1.了解生长激素过量和不足状态下代谢的改变。

2.理解生长激素及其他相关激素在生长板发育中的作用。

3.确定皮质醇过量对皮肤的多种影响。

4.认识生理性皮质醇抵抗的概念及其在特定内分泌条件下的意义。

5.了解高催乳素血症对下丘脑−垂体−性腺轴的影响。

6.认识中枢性尿崩症临床表现的病理生理学。

## 1.1 库欣病

### 1.1.1 近端肌病

**临床特征**

Harvey Cushing 在其最初描述库欣病的报道中称,肌无力是库欣病的一个主要发现[1,2]。近端肌病是典型的皮质醇增多症患者的一个重要临床线索,在回顾性研究中,其发病率为40%~70%[3,4]。

与库欣病相关的近端肌无力表现为:在没有其他帮助下不能爬楼梯或由坐姿起立。虽然骨盆带肌肉比胸肌和上肢肌肉更容易受累,但握力丧失也是库欣病的一个显著症状[5,6]。

**病理生理学**

1.糖皮质激素可引起肌肉蛋白质分解代谢增加,并导致肌肉组织减少[7]。

2.肌肉蛋白质合成代谢减少也会导致肌肉组织减少[8]。

3.超生理水平的糖皮质激素激活肾脏中的盐皮质激素受体,可导致低钾血症(见图1.1)。而低钾血症介导的肌无力导致内源性皮质醇增多症中观察到的肌病[9]。

4.在库欣病中,促肾上腺皮质激素(ACTH)过量会进一步增加醛固酮的分泌[10]。

> **🦠 病理生理学扩展**
>
> **生理"皮质醇抵抗"**
>
> 　　皮质醇可以结合糖皮质激素和盐皮质激素受体,并且在正常生理条件下,血浆皮质醇水平比醛固酮高1000倍。肾脏中的2型11β-羟基类固醇脱氢酶(11β-HSD2)可以使活性的皮质醇转化为非活性的皮质酮,从而保护肾脏中的盐皮质激素受体不被生理浓度的皮质醇直接激活[11]。

在ACTH依赖性和非ACTH依赖性库欣病中,11β-HSD2活性受损,导致肾脏中的皮质醇失活减少[9]。这种缺陷导致活性皮质醇过量,类似于明显的盐皮质激素过量(AME),如摄入过量的甘草[13]。

过量的皮质醇刺激盐皮质激素受体。盐皮质激素作用的增加解释了高皮质醇血症患者中出现的低钾血症[14](表1.1)。

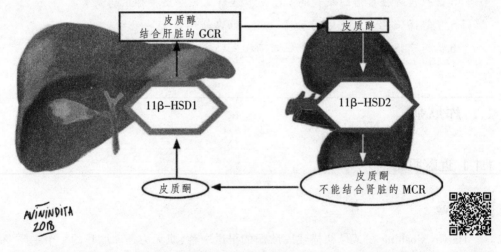

**图1.1**　皮质醇-皮质酮途径,11β-羟基类固醇脱氢酶介导的组织特异性在皮质醇水平中的作用。11β-羟基类固醇脱氢酶的两种异构体在皮质醇到皮质酮的分流中起着重要作用。1型11β-羟基类固醇脱氢酶(11β-HSD1)在肝脏将非活性皮质酮转化为活性皮质醇,随后结合其同源的肝脏糖皮质激素受体(GCR)(黑箭头)[11]。2型11β-羟基类固醇脱氢酶(11β-HSD2)在肾脏水平中,将活性皮质醇转化为非活性皮质酮,从而保护盐皮质激素受体(MCR)不被皮质醇激活(白箭头)[12]。(Redrawn and modified from Gomez-Sanchez et al.[11])

表 1.1　11β-羟基类固醇脱氢酶(11β-HSD)亚型的比较

| 11β-HSD1<br>增加循环中的皮质醇水平[15,16] | 11β-HSD2<br>促进生理性皮质醇抵抗[15] |
| --- | --- |
| 肾脏中不存在[17] | 存在于肾脏中[17] |
| 汗腺和唾液腺中不存在[17] | 存在于汗腺和唾液腺中[17] |
| 存在于肝脏中[17] | 肝脏中不存在[17] |
| 存在于成骨细胞和骨细胞中[17] | 成骨细胞和骨细胞中不存在[17] |
| 存在于脂肪组织中[17] | 脂肪组织中不存在[17] |

11β-HSD1,1 型 11β-羟基类固醇脱氢酶;11β-HSD2,2 型 11β-羟基类固醇脱氢酶。(Adapted from references.[15-17])

### 临床扩展

　　若 Addison 病(原发性肾上腺皮质功能不全)导致肾上腺危象的患者每日补充大于或等于 50mg 氢化可的松或等效类固醇,则不需要同时服用氟氢可的松(盐皮质激素)。在紧急情况下给予超生理剂量的氢化可的松 (生理剂量的氢化可的松一般每日补充小于 30mg)将激活盐皮质激素受体,从而可以提供额外的盐皮质激素。但是使用甲泼尼龙及地塞米松治疗的患者没有这种作用,这是由于前者与盐皮质激素受体的结合有限,后者与盐皮质激素受体的结合为零[18]。

## 1.1.2 脂肪分布异常

### 临床特征

　　内源性皮质醇增多症可以导致内脏脂肪累积,被称为"大网膜库欣病"[19]。与四肢相比,颈背、锁骨上或颞部也存在脂肪异常累积,导致其中的脂肪不成比例地高于四肢[20]。

### 病理生理学

　　1.糖皮质激素可以抑制参与具有细胞能量状态感知的调节性蛋白激酶。在生理条件下,5'-单磷酸腺苷活化蛋白激酶(AMPK)的激活关闭了脂肪酸的合成。过量的糖皮质激素抑制 AMPK 的活性,可以增加脂肪酸的合成。这是库欣病脂肪分布异常的一种新机制[21,22]。

　　2.内脏脂肪组织中 11β-HSD1 的过度表达是库欣病患者皮质酮过度转化为皮质醇的原因[23,24](见图 1.1)。超生理水平的皮质醇以旁分泌的方式增加脂肪细胞中的脂肪储存,最终导致内脏脂肪的积累[19]。然而,多余的脂肪优先分布在腹部、头部和颈部的原因尚不清楚。

### 1.1.3 条纹和皮肤萎缩

**临床特征**

在库欣病中观察到的皮肤条纹往往较宽且呈现紫色,与肥胖导致的皮肤浅色细条纹不同。在皮肤较深的个体中,这种紫纹可能不会呈现典型的紫色。紫纹通常分布在腹部侧边、下腹、大腿上部和臀部[25]。

皮肤萎缩可以通过皮肤卡尺测量皮褶厚度进行临床评估[26]。床边皮褶厚度评估已被认为是评价皮质醇增多症的一个重要临床工具。一个简易的卡尺,可以用来评估非优势手中指近端指骨的皮褶厚度[27]。

当比较库欣病和外源性皮质醇增多症患者时,皮褶厚度为 1.5mm 或 1.5mm 以下,一般认为是内源性皮质醇增多症[28]。

也有学者认为,皮褶厚度<2mm 可以作为具有临床意义的薄皮肤的界限。皮肤厚度小于 2mm 的患者有较高的预测内源性皮质醇增多症的意义[27]。

**病理生理学**

皮肤表皮中的基底细胞和朗格汉斯细胞存在于糖皮质激素受体中[29],这些表皮细胞上存在的糖皮质激素受体的激活通过减少 1 型胶原基因的表达,导致胶原的形成减少;这会使皮肤生长受损和表皮层变薄[30]。

### 1.1.4 满月脸

**临床特征**

满月脸是皮质醇增多症患者常见的临床表现[25],对库欣病有很高的诊断价值。值得注意的是,内源性皮质醇增多症还存在着其他阳性体征,如皮肤易擦伤、近端肌病和>1cm 且呈现紫色的皮肤条纹[31]。

**病理生理学**

美国国立卫生研究院(NIH)的研究人员对库欣综合征患者手术前后的血管流量进行了量化。术后并发满月脸的患者皮质醇水平一般高于 3μg/dL,这预示着手术治疗不成功。通过近红外多光谱成像测量,这些受试者面部血容量分数较高。内源性皮质醇增多症是面部皮肤血流增加的原因[32]。

### 1.1.5 多毛症

**临床特征**

多毛症是雄激素过量的一种表现,与库欣病相比,多毛症在肾上腺癌患者中更为常见。尽管如此,在一般情况下,多毛症可能暗示内源性皮质醇增多症[33]。多毛症在女性中表现为过度的末端色素毛发生长,同时呈现男性毛发特征分布[34]。

## 病理生理学

ACTH 依赖性库欣综合征通过 ACTH 对肾上腺的刺激作用,引起女性轻度的多毛症。因为 ACTH 也可以刺激肾上腺网状带,导致肾上腺性类固醇生物合成的增加[35](图 1.2)。

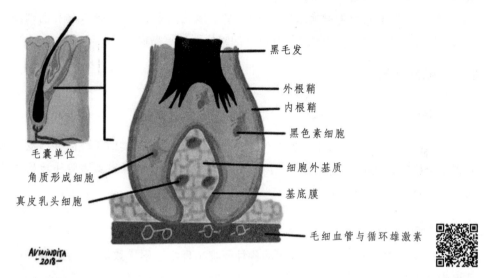

**图 1.2** 雄激素在毛囊中的作用机制。循环中的雄激素通过毛细血管进入真皮乳头细胞。雄激素(睾酮或双氢睾酮)与真皮乳头细胞中特定的靶核受体结合。雄激素介导的真皮乳头细胞释放出调节生长的促进因子,其可以直接刺激角质形成细胞和黑色素细胞而导致多毛[36]。(Based on Thornton et al.[36])

---

### 与多毛症相关的内分泌疾病

先天性肾上腺皮质增生症(CAH,包括经典型和非经典型),多囊卵巢综合征(PCOS),库欣病,肢端肥大症,胰岛素抵抗,高雄激素血症-胰岛素抵抗-黑棘皮病综合征(HAIR-AN 综合征),以及男性化肾上腺、卵巢或异位肿瘤[34]。

---

## 1.1.6 高血压

### 临床特征

80% 的库欣综合征患者有高血压。值得注意的是,库欣综合征的特异性高血压和原发性高血压可能在同一名患者中共存[37]。

### 病理生理学

1.皮质醇的超生理水平超过了 11β-HSD2 的作用,这是一种保护肾脏盐皮质激素受体不被皮质醇直接激活的必需酶(见图 1.1)。肾脏中的盐皮质激素受体被激活而导致水钠潴留[14]。

2.糖皮质激素增加血浆中血管紧张素原浓度,从而直接刺激肾素–血管紧张素–醛固酮系统(RAAS)的活性[38]。

3.糖皮质激素通过刺激血管紧张素 1(AT–1)受体(血管紧张素 II 的血管受体)的信使RNA 表达,增加血管紧张素 II 的血管升压作用[39]。

4.糖皮质激素具有抑制血管舒张途径(如一氧化氮系统、激肽释放酶和前列环素),在皮质激素增加的作用下,可以增加全身血管的阻力而导致高血压[40]。

### 1.1.7 脆性骨折

**临床特征**

内源性皮质醇增多症可以增加低骨密度的风险,其方式类似于外源性糖皮质激素诱导的骨质疏松症(GIOP)。与外源性 GIOP 不同,关于库欣综合征患者因骨质疏松相关骨折发病率的文献很少[41]。

**病理生理学**

内源性皮质醇增多症通过下面的各种病理生理学过程导致低骨密度,并有可能使患者易患脆性骨折。

1.由于糖皮质激素可以导致成骨细胞凋亡增加,骨形成减少。也有证据表明,糖皮质激素也直接抑制成骨细胞的功能[41]。

2.作为机械感受器作用的骨细胞在高水平的糖皮质激素作用下也会发生凋亡。

3.糖皮质激素增加成骨细胞表面核因子 κB 配体受体激活剂(RANK–L)的表达,同时降低骨保护素的表达。骨保护素的缺失进一步增强了破骨细胞的活性,最终促进了骨吸收的增加及骨密度的丢失(见第 5.1.2 节)[41]。

### 1.1.8 色素沉着

**临床特征**

库欣病可导致皮肤色素沉着,但在异位 ACTH 的患者中更为常见[42]。对于库欣病患者来说,双侧肾上腺切除术后导致的纳尔逊综合征患者色素沉着更为常见及严重。尤其是在瘢痕、颊黏膜、结膜和阳光照射的地方更为明显[43,44]。

**病理生理学**

促肾上腺皮质激素引起的色素沉着的机制(见 3.1.2 节)。

☀ **临床扩展**

库欣病临床特征总结(见图 1.3)。

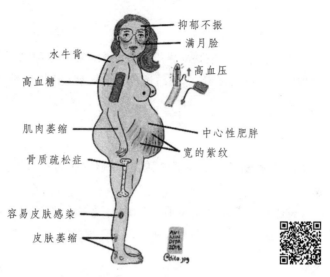

图 1.3　库欣病的临床特征。库欣病的常见体征包括近端肌无力(肌病)、易瘀伤、较宽的紫纹和满月脸[31]。(Based on Nieman et al.[31])

💡 **临床查房时可能出现的问题**

**为什么垂体瘤导致的库欣病患者(垂体 ACTH 瘤患者)在垂体瘤切除术后会出现肾上腺功能不全?**

　　正常垂体中的 ACTH 分泌细胞长时间暴露于超生理水平的皮质醇中,由于持续的负反馈抑制导致 ACTH 分泌细胞功能下降。当去除异常的促肾上腺皮质激素产生的垂体瘤细胞后,使肾上腺束状带(肾上腺皮质醇产生层)的刺激减少而使皮质醇分泌下降。由于负反馈抑制的慢性抑制,剩余正常 ACTH 产生的细胞无法马上感觉到低皮质醇水平;因而导致术后患者发生继发性肾上腺功能不全[45]。

**什么是纳尔逊综合征?**

　　纳尔逊综合征常发生在为减少库欣病患者的皮质醇过高而进行双侧肾上腺切除术后,这些患者通常是垂体 ACTH 瘤手术失败或者复发。皮质醇水平低下,无法负反馈抑制垂体 ACTH 分泌[46,47]。

　　纳尔逊综合征是由 ACTH 的分泌增加和垂体瘤增生所致,其临床特征包括色素沉着、头痛和视野缺损[48]。

## 1.2 肢端肥大症

### 1.2.1 黑棘皮病

**临床特征**

肢端肥大症患者表现出一些胰岛素抵抗的迹象。黑棘皮病(AN)是胰岛素抵抗的主要皮肤病特征[49]，表现为一种色素沉着、天鹅绒般的皮肤病变，多发于颈部、腹股沟和肘前窝等弯曲部位[50,51]。

**病理生理学**

生长激素(GH)抑制胰岛素受体的磷酸化，以响应胰岛素与受体的结合，这一过程有助于高胰岛素血症的发展[49]。

皮肤有几个表达胰岛素样生长因子1(IGF-1)受体的细胞，包括表皮的颗粒层和真皮成纤维细胞[52]。过量的胰岛素激活皮肤中的IGF-1受体，并启动真皮成纤维细胞的增殖[53]。

> **与黑棘皮病相关的内分泌疾病**
>
> 库欣综合征、肢端肥大症、多囊卵巢综合征、先天性肾上腺皮质增生症(CAH)、高雄激素-胰岛素抵抗-黑棘皮病综合征(HAIR-AN综合征)、糖尿病、副肿瘤和其他激素引起的外周胰岛素抵抗[51]。

### 1.2.2 前额隆起和下颌前突

**临床特征**

前额隆起和下颌前突是肢端肥大症的主要颅面表现。其他症状包括牙齿咬合不正和鼻骨肥大[54]。在一项29名肢端肥大症患者的研究中，研究人员评估了肿瘤根治性切除术后颅面部骨骼畸形的改善情况。在比较术前和术后颅骨尺寸的磁共振成像时，颅骨测量值没有显著差异[55]。因此，根据这项研究的结果，在肢端肥大症的治疗性手术治疗后，患者面部的畸形仍然存在。

**病理生理学**

过量的生长激素和IGF-1刺激骨膜的新骨形成，导致肢端肥大症的特征性颅面改变[54]。

> ☀ **临床扩展**
>
> **"摄影活检"的作用**
>
> 　　肢端肥大症是一种罕见的疾病,通常表现为患者面部特征缓慢而渐进的变化。肢端肥大症的诊断在大多数情况下可延迟长达 10 年,因为患者的颅面变化十分细微。在最近一项对比 500 多名肢端肥大症患者和同等数量的对照组的研究中,研究人员使用机器学习算法用具有高阳性预测价值的指标预测受试者的肢端肥大症诊断,发现人工智能软件对面部序列照片进行面部细微变化的测试中表现良好,阳性和阴性预测值均远高于 95%[56]。

## 1.2.3 皮肤小疣瘩和其他皮肤病变

### 临床特征

　　肢端肥大症患者会发生各种皮肤变化,包括皮肤小疣瘩和银屑病[53]。皮肤小疣瘩是软组织过度增生的标志,也可能表明存在同步的结肠息肉病[54,57]。在 10 年以上病史的肢端肥大症患者中,这些皮肤病变与伴随结肠息肉病高度相关[58]。其他皮肤和软组织的改变包括嘴唇或鼻子大、油性皮肤和多汗症(见表 1.2)[59]。

### 病理生理学

　　1.IGF-1 对皮肤细胞的作用导致皮肤糖胺聚糖的积聚,从而导致面部、手和脚的特征性软组织改变[53]。

　　2.皮肤小疣瘩形成的机制尚不清楚。这可能是由于 IGF-1 作用于皮肤细胞上的受体,最终导致真皮层中的成纤维细胞增殖。还有另一种解释是生长激素过量,可以导致胰岛素抵抗,而高胰岛素血症可以介导皮肤小疣瘩的形成(见第 4.1.3 节)[59,60]。

表 1.2　**肢端肥大症其他体征的潜在机制**

| 体征 | 机制 |
| --- | --- |
| 皮肤变厚 | 糖胺聚糖在皮肤中的沉着[58] |
| 多汗或油性皮肤 | IGF-1 介导的皮脂腺和汗腺肥大[58] |
| 多毛症 | 生长激素诱导的高胰岛素血症可以减少性激素结合球蛋白(SHBG)。由于 SHBG 的减少,使循环中有较多的游离雄激素(见第 1.1.5 节)[68] |
|  | 另外,过多的 IGF-1 导致胰岛素抵抗及高胰岛素血症,其可以增加女性卵巢的雄激素分泌[68] |
| 甲状腺肿 | GH 和 IGF-1 对甲状腺滤泡细胞有促生长作用[69] |

Adapted from references[58,68,69].

## 1.2.4 结肠息肉

**临床特征**

据报道，与一般人群相比，肢端肥大症患者发生癌前病变结肠腺瘤的风险更高[61]。

**病理生理学**

IGF-1 通过其对结肠上皮细胞增殖的增强作用，增加了结肠息肉形成的风险[61]。

> **☀ 临床扩展**
>
> 内分泌学会建议在诊断肢端肥大症时进行基线结肠镜检查，如果在初次结肠镜检查时 IGF-1 持续升高或存在结肠息肉，则应每 5 年进行一次复查。如果没有结肠息肉或 IGF-1 持续升高，建议每 10 年复查一次[62]。

## 1.2.5 腕管综合征

**临床特征**

神经卡压综合征，如腕管综合征(CTS)和尺神经病变等可以出现在肢端肥大症患者中。CTS 在肢端肥大症患者中的发病率为 20%~64%[63]。典型的 CTS 是在敲击正中神经，即靠近腕关节的位置时，出现可重复的正中神经压迫症状(大拇指、示指、中指、无名指等有刺痛感)。CTS 对肢端肥大症的阳性和阴性预测值分别为 88% 和 76%[64]。

**病理生理学**

在 *Annals of Internal Medicine* 上发表的一篇论文中，研究人员调查了肢端肥大症患者出现 CTS 的原因[65]，应用影像学的临床研究发现，CTS 的病因可能与神经鞘周围水肿有关，而不仅仅是腕关节的软组织增生[63]。

对比初期手腕的磁共振成像(MRI)和治疗 6 个月后的同一个部位的图像发现：有无肢端肥大症患者腕关节软组织的体积在治疗前后没有差异。然而，神经周围水肿有所改善，其被认为是神经病变症状改善的根本原因，而不是软组织肿胀[65]。

## 1.2.6 高血压

**临床特征**

高血压会增加肢端肥大症患者心血管死亡的风险[66]，发病率为 33%~46%[62]。

**病理生理学**

1.过量的生长激素激活肾素–血管紧张素–醛固酮轴,导致血容量增加[66]。

2.过量的 IGF-1 促进心肌细胞的生长(心脏重塑)[66]。

3.肢端肥大症患者的胰岛素抵抗,导致血管平滑肌增生和血管病变[66]。

4.IGF-1 介导的心脏收缩单位钙效应增强,导致心脏收缩力增加[66]。

5.头颈部软组织增生可以导致睡眠呼吸暂停,使血压升高[67]。

**临床扩展**

肢端肥大症还可以出现其他体征:包括多汗、多毛症、甲状腺肿和皮肤增厚。

**临床查房时可能出现的问题**

*大约 30% 的肢端肥大症患者有高催乳素血症,原因是什么*[70]?

1.肢端肥大症患者的生长激素和催乳素的分泌细胞具有共同的胚胎起源。

2.当大型腺瘤(如生长激素瘤)压迫垂体柄后,下丘脑中由于多巴胺介导催乳素的分泌抑制作用减弱,出现血催乳素升高(垂体柄效应)[70]。

*与生长激素分泌过多相关的家族性综合征有哪些*[58]?

包括卡尼尔综合征、多发性内分泌瘤病 1 型、McCune-Albright 综合征和家族性孤立型肢端肥大症[58]。

## 1.3　催乳素瘤

### 1.3.1　性功能减退

**临床特征**

男性催乳素瘤通常表现为性腺功能减退的症状,包括勃起功能障碍、不孕和性欲下降[71]。绝经前女性可以出现有月经过少或闭经[72]。

**病理生理学**

1.高催乳素血症通过抑制下丘脑促性腺激素释放激素(GnRH)神经元,降低黄体生成素(LH)和卵泡刺激素(FSH)的脉冲频率和幅度[73]。

2.催乳素直接抑制性腺类固醇的合成,导致性腺功能减退[74]。有趣的是,催乳素通过增强 ACTH 对网状带的作用来刺激肾上腺的雄激素合成,尽管催乳素对类固醇生成的作用并不是非常强烈[75]。

## 1.3.2 女性乳房发育和乳溢

### 临床特征

乳溢是在没有妊娠的情况下，乳房自发或在手压的情况下分泌乳汁[76]。乳溢一般发生在女性中，男性也偶然可以出现。不过男性的乳腺增生症一般是男性乳腺腺体组织的良性生长[31]。

### 病理生理学

催乳素与乳腺上皮细胞上的受体结合，而乳腺上皮细胞与角质形成细胞有共同的胚胎来源。因此，催乳素也会刺激腺体组织增生，导致乳腺增生（男性）和乳腺乳溢（男性和女性）[77,78]。

与女性相比，男性乳腺乳溢的发病率较低，因为与女性相比，男性缺乏雌激素和孕激素作用增生的乳腺腺体组织[77]。

## 1.3.3 双颞侧偏盲

### 临床特征

双颞侧偏盲表现为颞侧视觉丧失。这种周围暗点的存在可能会对患者视力产生负面影响，包括驾驶机动车的能力[79]。虽然简单的床边视野测试有助于初步的评估[79]，但最好通过眼科的专业视野测量来精确定位偏盲的范围和对功能的影响[80]。

双颞侧偏盲的典型表现在垂体大腺瘤引起的视野缺损患者中较少见[81-83]。在最近的一项回顾性研究中，作者将垂体 MRI 结果与正式视野记录进行了比较，结果发现，即使存在明显的视交叉压迫（视交叉移位大于 3mm），也更可能出现其他视野缺损。有趣的是，115 名有视交叉压迫的患者中只有一名患者有典型的双颞侧偏盲表现。这与一般认为巨大垂体瘤导致双颞侧偏盲的观点不一致，双颞侧偏盲不一定是视交叉压迫导致的，也有可能有其他原因[84]。

### 病理生理学

双颞侧偏盲的典型表现是由视交叉与垂体间独特的解剖位置及视神经对颞部和鼻部视野复杂神经支配所决定的[83]。

 **临床查房时可能出现的问题**

**催乳素瘤患者脆性骨折风险增加的机制是什么？**

性功能减退是催乳素瘤患者骨密度低的主要原因。此外，催乳素还会抑制成骨细胞的增殖，在某些情况下，也有可能导致成骨细胞的凋亡[85]。

> **高催乳素血症如何引起多毛症?**
> ● 真皮乳头细胞和角质形成细胞均存在催乳素受体。催乳素与其受体的结合可以刺激真皮乳头细胞,导致毛发的快速生长,同时也可以刺激角质形成细胞的增殖[78]。
> ● 催乳素还可以直接诱导肾上腺的雄激素合成,导致多毛症[75]。

# 1.4 成人生长激素缺乏症

## 1.4.1 体脂分布异常

### 临床特征

成人生长激素缺乏症(AGHD)的体型特点是内脏脂肪增多(腹部肥胖)和体重较轻[86,87]。

### 病理生理学

1.生长激素(GH)通过调节脂蛋白和激素敏感脂肪酶(HSL)(分解脂肪的调节酶)的活性,在脂肪分解中发挥了重要的作用。同时,生长激素还可以抑制脂肪组织中合成脂肪的脂蛋白脂肪酶(LPL)的活性,因此,当缺乏生长激素时,将促进脂肪储存。此外,生长激素缺乏时,使胰岛素对激素敏感脂肪酶(HSL)活性的抑制作用进一步增强,同样导致生长激素缺乏时可以抑制脂肪动员[88,89](见图 1.4)。然而,AGHD 患者脂肪组织中脂肪储存过多的确切机制尚不清楚。例如,与完全无生长激素对照组相比,AGHD 患者的脂肪细胞体积较大,但脂肪细胞数量却相对较低。总之,生长激素缺乏将导致脂肪组织中脂质储存增加[90]。

2.生长激素可以增加蛋白质合成。然而,生长激素是否能刺激所有组织的蛋白质合成尚不清楚。生长激素缺乏时导致蛋白质合成受损的机制,部分解释了 AGHD 患者体重的减少[91]。

> **⚙ 临床扩展**
> **高甘油三酯血症致胰腺炎的治疗**
> 持续静脉输注胰岛素可以用来治疗高甘油三酯血症引起的急性胰腺炎。胰岛素增强脂蛋白脂肪酶(LPL)的作用,促进富含甘油三酯的脂蛋白(如乳糜微粒和极低密度脂蛋白)从体循环中转移到脂肪组织的脂肪库里(见图 1.4)[92]。

💡 **临床查房时可能出现的问题**

**成人生长激素缺乏是否会导致低骨密度[93]?**

AGHD 一般认为不会降低骨密度。关于生长激素替代治疗对 AGHD 患者脆性骨折风险的影响,没有随机对照试验(RCT)的结果[93]。

**生长激素替代治疗后 AGHD 患者的生活质量(QoL)评分改善了吗?**

AGHD 的异质性很大。进行生长激素替代治疗后,其生活质量评分存在巨大差异。有些结果提示生活质量得到改善,有些结果保持不变,有些结果甚至更差[93]。

## 1.5 生长激素不敏感综合征(Laron 侏儒症)

### 1.5.1 身材矮小

**临床特征**

Laron 侏儒症是生长激素不敏感的最严重形式,最早于 1966 年被 Laron 报道。患者身材矮小,出生时患有 Laron 侏儒症的儿童生长速度未达到同年龄和同性别儿童的 50%[94],最终

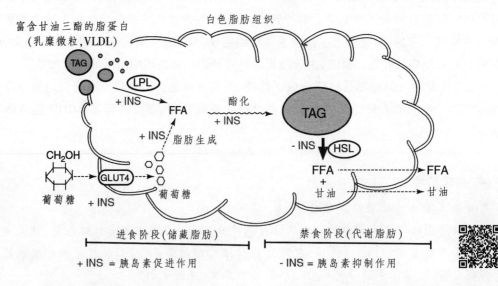

**图 1.4** LPL 和 HSL 在脂肪储存和动员中的作用示意图。LPL 在脂肪细胞组织中合成,然后运输到其作用部位,即毛细血管内皮的管腔表面。LPL 通过介导富含甘油三酯(TAG)的脂蛋白水解为游离脂肪酸(FFA),参与脂肪酸进入脂肪组织的摄取(细箭头)。葡萄糖转运蛋白 4(GLUT4)动员外周循环中的葡萄糖,在脂肪组织中生成脂肪。这可在进食状态下发生,并由胰岛素促进(虚线箭头)。胰岛素促进游离脂肪酸与 TAG 的酯化反应(波形箭头)。激素敏感脂肪酶(HSL)介导 TAG 转化为甘油和 FFA(粗箭头),随后释放到血液中(虚线箭头)。这种脂肪动员过程发生在禁食状态,并被胰岛素抑制[89]。(Redrawn and modified from Frayn et al.[89])

身高比其同年龄和同性别儿童的正常值低 4 至 8 个标准差[95]。

## 病理生理学

全身各个脏器的生长激素受体(GHR)基因突变,导致对生长激素的作用产生抵抗。生长激素不敏感患者的生长激素循环水平较高,但胰岛素样生长因子-1 水平非常低[94,96]。

1.生长激素可以刺激骨骺内生长板增殖区软骨细胞,由于 Laron 侏儒症患者生长激素受体对生长激素不敏感而使这种作用受损[97,98]。

2.在 GHR 突变的背景下,生长激素缺乏对生长板中局部 IGF-1 的刺激作用[97],使 IGF-1 对生长板软骨细胞刺激旁分泌作用受损,导致骨的线性生长缓慢[98,99]。

> **病理生理学扩展**
>
> **生长板生理学与激素环境**
>
> 垂体前叶生长激素(GH)的分泌受到下丘脑源性生长激素释放激素(GHRH)的刺激。GH 与肝脏的受体结合后,肝脏可以产生 IGF-1,IGF-1 介导 GH 的外周效应。生长激素在骨骺内生长板中起的局部作用是通过刺激生长板的局部 IGF-1,而局部 IGF-1 通过其旁分泌的作用,在线性生长中起着至关重要的作用[97,99](图 1.5)。

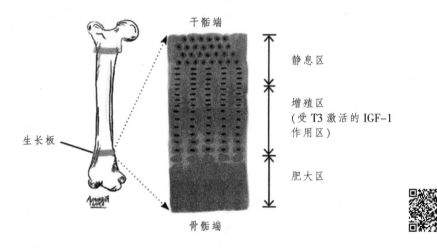

**图 1.5　骨骺端生长板的生理区域**。生长板由 3 个区域组成:静息区、增殖区和肥大区。骨形成是生长板中软骨细胞分化和成熟的渐进过程,从骨骺(骨关节端)到干骺端(骨主轴)[100]。静息区的祖细胞在激素信号(包括甲状腺激素、雄激素、雌激素、生长激素和 IGF-1)的影响下,注定会在增殖区成为更成熟的软骨细胞[101]。肥大区的软骨细胞最终分化,并在适当的时候发生凋亡。最终,软骨细胞再也不能形成新骨所需的基质,导致骨骺完全融合[102]。甲状腺激素和雌激素的作用已在别处描述过(第 2.4.2 节和第 6.5.1 节等均有涉及)。(Redrawn and modified from Long et al.[100])

## 1.5.2 肥胖

### 临床特征

Laron 侏儒症患者的肥胖随着年龄的增长逐渐恶化[96]。与年龄和性别匹配的健康对照组相比,患者体内脂肪的比例更高[103]。Zvi Laron 博士及其同事报道,严重肥胖是 Laron 侏儒症儿童和成人的主要临床体征[104]。

### 病理生理学

1.Laron 侏儒症患者肥胖发病率增加的原因尚不清楚[104]。然而,由于生长激素可以增加肌肉组织和肌肉/脂肪比,缺乏生长激素效应会导致相反的效应,即降低肌肉/脂肪比[105]。

2.Laron 博士和他的研究小组的一项研究认为肥胖的原因不是因为过度进食,就是因为新陈代谢减少。他们还测量生长激素不敏感患者在休息时的能量消耗,发现其出乎意料地高于根据受试者肌肉组织比例预测的能量消耗[103]。

## 1.5.3 小生殖器

### 临床特征

Laron 侏儒症患者的性成熟一般会延迟,但最终还是会完全成熟。成年男性患者的睾丸最终容量为 5~9mL,低于健康受试者的睾丸容量[104]。尽管如此,Laron 侏儒症患者在成年后仍然可以生育[104,106]。

### 病理生理学

睾丸的生长发育受到全身性 IGF-1 内分泌和局部组织 IGF-1 旁分泌作用的影响,但其确切机制尚不清楚。睾丸支持细胞上确实存在 IGF-1 受体[107]。IGF-1 对睾丸支持细胞的刺激在确定最终睾丸容量中的重要性已在第 6.3.1 节中进行了描述。

 **临床查房时可能出现的问题**

**先天性生长激素受体缺乏症(GHRD)患者患癌症风险低的原因是什么?**

在一项对 99 名生长激素受体缺乏症(Laron 侏儒症)受试者的前瞻性队列研究中,随访超过 20 年,没有发生与癌症相关的死亡。作者对体外培养的 Laron 侏儒症患者乳腺上皮细胞进行了测试, 结果发现 IGF-1 信号转导降低使过氧化氢处理后的上皮细胞(DNA 受损)程序性死亡减少。IGF-1 信号可阻止受损 DNA 的凋亡,从而增加癌变的风险[108]。但针对 IGF-1 信号通路使用单克隆抗体的临床试验在癌症治疗的研究中尚未取得完全成功[109]。

**先天性 GHRD 患者患糖尿病风险低的原因是什么?**

在另一组随访超过 20 年的先天性生长激素受体缺乏症患者的前瞻性队列研究中,尽管他们体内脂肪过多,但受试者表现出对胰岛素的敏感性增加。所有受试者都没有糖尿病。有趣的是,胰岛素抵抗的其他指标,如胰岛素抵抗的稳态模型评估(HOMA-IR)、甘油三酯和血糖水平,均低于年龄和性别匹配的对照组。GHRD 削弱了 GH 对葡萄糖代谢的反调节作用(GH 的升糖作用);这可能部分解释了这些患者没有糖尿病的原因[110]。抗 IGF-1 单克隆抗体可能是未来治疗糖尿病的一种潜在方法吗?

# 1.6 中枢性尿崩症

## 1.6.1 多尿、多饮及脱水

**临床特征**

中枢性尿崩症患者表现为低渗性多尿和多饮。过量的游离水流失会导致临床脱水的症状[111]。

**病理生理学**

1.在完全中枢性尿崩症的患者中,由于缺乏精氨酸升压素(AVP)的刺激,导致肾脏集合管主细胞中升压素 V2 受体下调。此外,AVP 刺激的丧失导致水通道蛋白-2(AQP2)内化到细胞溶质小泡中,最终导致游离水的丧失(见图 1.6)[112,113]。

2.在休克时,高浓度的 AVP 与血管平滑肌中的 V1 受体结合,导致平滑肌收缩和维持血压[115]。

**临床扩展**

**中枢性尿崩症的"三相反应"**

脑外伤或经蝶手术中可能发生垂体柄被完全横断,从而出现中枢性尿崩症的典型"三相反应"。

- 第一阶段,由于轴突休克,出现短暂性中枢性尿崩症,出现多尿。
- 由于轴突损伤和之前产生的 AVP 快速释放到循环中,第一阶段后的 24 至 48 小时内出现第二阶段的抗利尿激素不适当增多综合征(SIADH)。
- 第三阶段,在 AVP 神经元储备完全耗尽之后,引起中枢性尿崩症复发。

治疗这些患者的难点是对于中枢性尿崩症的"三相反应"进行及时合适的液体管理,以防止急性血钠失衡[116]。

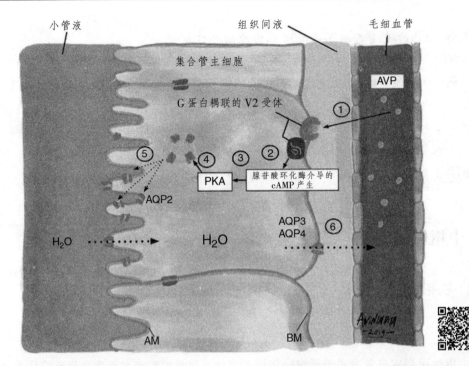

**图 1.6**　肾集合管细胞 AVP 在肾脏保水中的作用。AVP 与主细胞基底外侧膜上的 G 蛋白耦联 V2 受体结合(步骤 1)。随后激活细胞胞浆中的腺苷酸环化酶,然后增加环腺苷酸(cAMP)的产生(步骤 2)。细胞内 cAMP 的增加激活蛋白激酶 A(PKA)(步骤 3),然后促进 AQP2 在其内吞囊泡中的磷酸化(步骤 4)。从内吞小泡中释放出来的 AQP2 被转运到主细胞的顶膜(AM)(步骤 5)。AQP3 和 AQP4 在基底外侧膜上组成性表达(不是从内吞小泡释放),与 PKA 作用无关。AQP2 将游离水从集合小管移到导管细胞的胞浆中,而 AQP3 和 AQP4 水通道介导游离水穿过基底外侧膜进入管周毛细血管(步骤 6)[114]。(Redrawn and modified from Moritz et al.[114])

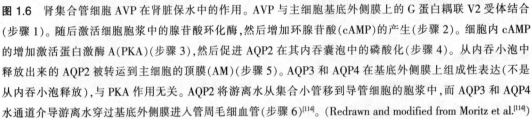

**💡 临床查房时可能出现的问题**

**在中枢性尿崩症治疗中补充去氨升压素时,服用非甾体抗炎药(NSAID)的患者应注意哪些事项?**

　　当患者接受长期稳定剂量的去氨升压素治疗时,应告知他们合适的非甾体抗炎药替代品。治疗中枢性尿崩症还应意识到,使用去氨升压素的患者接受非甾体抗炎药治疗时,会有水中毒和严重低钠血症的风险[117]。

**前列腺素如何影响肾脏的保水?**

　　前列腺素 E2(PGE2)在抑制集合管 AVP 中起重要作用。非甾体抗炎药抑制前列腺素合成,从而导致肾集合系统中 AVP 效应增强,在这个过程会促进水中毒和低钠血症[118]。

　　值得注意的是,高达 85% 的肾小球滤液重吸收是 AVP 非依赖性的,发生在肾脏近端小管和降支。但 AVP 依赖性的集合管水重吸收,虽然只占总的水重吸收的 15%,但对钠平衡具有重要的作用[112,119]。

# 参考文献

1. Müller R, Kugelberg E. Myopathy in Cushing's syndrome. J Neurol Neurosurg Psychiatry. 1959;22:314–9.
2. Cushing H. The basophil adenomas of the pituitary body. Ann R Coll Surg Engl. 1969;44:180–1.
3. Bolland MJ, Holdaway IM, Berkeley JE, Lim S, Dransfield WJ, Conaglen JV, Croxson MS, Gamble GD, Hunt PJ, Toomath RJ. Mortality and morbidity in Cushing's syndrome in New Zealand. Clin Endocrinol. 2011;75:436–42.
4. Ammini AC, Tandon N, Gupta N, et al. Etiology and clinical profile of patients with Cushing's syndrome: a single center experience. Indian J Endocrinol Metab. 2014;18:99.
5. Berr CM, Stieg MR, Deutschbein T, et al. Persistence of myopathy in Cushing's syndrome: evaluation of the German Cushing's registry. Eur J Endocrinol. 2017;176:737–46.
6. Minetto MA, Lanfranco F, Motta G, Allasia S, Arvat E, D'Antona G. Steroid myopathy: some unresolved issues. J Endocrinol Investig. 2011;34:370–5.
7. Fitts RH, Romatowski JG, Peters JR, Paddon-Jones D, Wolfe RR, Ferrando AA. The deleterious effects of bed rest on human skeletal muscle fibers are exacerbated by hypercortisolemia and ameliorated by dietary supplementation. Am J Physiol-Cell Physiol. 2007;293:C313–20.
8. Phillips SM, Glover EI, Rennie MJ. Alterations of protein turnover underlying disuse atrophy in human skeletal muscle. J Appl Physiol. 2009;107:645–54.
9. Stewart PM, Walker BR, Holder G, O'Halloran D, Shackleton CH. 11 beta-Hydroxysteroid dehydrogenase activity in Cushing's syndrome: explaining the mineralocorticoid excess state of the ectopic adrenocorticotropin syndrome. J Clin Endocrinol Metab. 1995;80:3617–20.
10. Sharma ST, Nieman LK. Cushing's syndrome: all variants, detection, and treatment. Endocrinol Metab Clin N Am. 2011;40:379–91.
11. Gomez-Sanchez E, Gomez-Sanchez CE. The multifaceted mineralocorticoid receptor. Compr Physiol. 2014;4:965–94.
12. Stewart PM, Murry BA, Mason JI. Human kidney 11 beta-hydroxysteroid dehydrogenase is a high affinity nicotinamide adenine dinucleotide-dependent enzyme and differs from the cloned type I isoform. J Clin Endocrinol Metab. 1994;79:480–4.
13. Stewart PM. Tissue-specific Cushing's syndrome, 11beta-hydroxysteroid dehydrogenases and the redefinition of corticosteroid hormone action. Eur J Endocrinol. 2003;149:163–8.
14. Frey FJ, Odermatt A, Frey BM. Glucocorticoid-mediated mineralocorticoid receptor activation and hypertension. Curr Opin Nephrol Hypertens. 2004;13:451–8.
15. Tomlinson JW, Stewart PM. Cortisol metabolism and the role of 11β-hydroxysteroid dehydrogenase. Best Pract Res Clin Endocrinol Metab. 2001;15:61–78.
16. Loerz C, Maser E. The cortisol-activating enzyme 11β-hydroxysteroid dehydrogenase type 1 in skeletal muscle in the pathogenesis of the metabolic syndrome. J Steroid Biochem Mol Biol. 2017;174:65–71.
17. Draper N, Stewart PM. 11beta-hydroxysteroid dehydrogenase and the pre-receptor regulation of corticosteroid hormone action. J Endocrinol. 2005;186:251–71.
18. Arlt W. The approach to the adult with newly diagnosed adrenal insufficiency. J Clin Endocrinol Metab. 2009;94:1059–67.
19. Bujalska IJ, Kumar S, Stewart PM. Does central obesity reflect "Cushing's disease of the omentum"? Lancet Lond Engl. 1997;349:1210–3.
20. Baid SK, Rubino D, Sinaii N, Ramsey S, Frank A, Nieman LK. Specificity of screening tests for Cushing's syndrome in an overweight and obese population. J Clin Endocrinol Metab. 2009;94:3857–64.
21. Kahn BB, Alquier T, Carling D, Hardie DG. AMP-activated protein kinase: ancient energy gauge provides clues to modern understanding of metabolism. Cell Metab. 2005;1:15–25.
22. Kola B, Christ-Crain M, Lolli F, Arnaldi G, Giacchetti G, Boscaro M, Grossman AB, Korbonits M. Changes in adenosine 5′-monophosphate-activated protein kinase as a mechanism of visceral obesity in Cushing's syndrome. J Clin Endocrinol Metab. 2008;93:4969–73.
23. Tomlinson JW, Draper N, Mackie J, Johnson AP, Holder G, Wood P, Stewart PM. Absence of Cushingoid phenotype in a patient with Cushing's disease due to defective cortisone to cortisol conversion. J Clin Endocrinol Metab. 2002;87:57–62.
24. Anagnostis P, Katsiki N, Adamidou F, Athyros VG, Karagiannis A, Kita M, Mikhailidis

DP. 11beta-Hydroxysteroid dehydrogenase type 1 inhibitors: novel agents for the treatment of metabolic syndrome and obesity-related disorders? Metab - Clin Exp. 2013;62:21–33.

25. Thiboutot DM. Clinical review 74: dermatological manifestations of endocrine disorders. J Clin Endocrinol Metab. 1995;80:3082–7.

26. Dykes PJ, Marks R. Measurement of skin thickness: a comparison of two in vivo techniques with a conventional histometric method. J Invest Dermatol. 1977;69:275–8.

27. Loriaux DL. Diagnosis and differential diagnosis of Cushing's syndrome. N Engl J Med. 2017;376:1451–9.

28. Corenblum B, Kwan T, Gee S, Wong NCW. Bedside assessment of skin-fold thickness: a useful measurement for distinguishing Cushing's disease from other causes of hirsutism and Oligomenorrhea. Arch Intern Med. 1994;154:777–81.

29. Serres M, Viac J, Schmitt D. Glucocorticoid receptor localization in human epidermal cells. Arch Dermatol Res. 1996;288:140–6.

30. Meisler N, Shull S, Xie R, Long GL, Absher M, Connolly JP, Cutroneo KR. Glucocorticoids coordinately regulate type I collagen pro alpha 1 promoter activity through both the glucocorticoid and transforming growth factor beta response elements: a novel mechanism of glucocorticoid regulation of eukaryotic genes. J Cell Biochem. 1995;59:376–88.

31. Nieman LK, Biller BMK, Findling JW, Newell-Price J, Savage MO, Stewart PM, Montori VM. The diagnosis of Cushing's syndrome: an Endocrine Society clinical practice guideline. J Clin Endocrinol Metab. 2008;93:1526–40.

32. Afshari A, Ardeshirpour Y, Lodish MB, et al. Facial plethora: modern Technology for Quantifying an ancient clinical sign and its use in Cushing syndrome. J Clin Endocrinol Metab. 2015;100:3928–33.

33. D'Agata R, Malozowski S, Barkan A, Cassorla F, Loriaux D. Steroid biosynthesis in human adrenal tumors. Horm Metab Res. 1987;19:386–8.

34. Mihailidis J, Dermesropian R, Taxel P, Luthra P, Grant-Kels JM. Endocrine evaluation of hirsutism. Int J Womens Dermatol. 2017;3:S6–S10.

35. Bertagna C, Orth DN. Clinical and laboratory findings and results of therapy in 58 patients with adrenocortical tumors admitted to a single medical center (1951 to 1978). Am J Med. 1981;71:855–75.

36. Thornton MJ, Hamada K, Randall VA, Messenger AG. Androgen-dependent beard dermal papilla cells secrete autocrine growth factor(s) in response to testosterone unlike scalp cells. J Invest Dermatol. 1998;111:727–32.

37. Sacerdote A, Weiss K, Tran T, Noor BR, McFarlane SI. Hypertension in patients with cushing's disease: pathophysiology, diagnosis, and management. Curr Hypertens Rep. 2005;7:212–8.

38. Klett C, Ganten D, Hellmann W, Kaling M, Ryffel GU, Weimar-Ehl T, Hackenthal E. Regulation of hepatic angiotensinogen synthesis and secretion by steroid hormones. Endocrinology. 1992;130:3660–8.

39. Saruta T, Suzuki H, Handa M, Igarashi Y, Kondo K, Senba S. Multiple factors contribute to the pathogenesis of hypertension in Cushing's syndrome. J Clin Endocrinol Metab. 1986;62:275–9.

40. Isidori AM, Graziadio C, Paragliola RM, Cozzolino A, Ambrogio AG, Colao A, Corsello SM, Pivonello R. The hypertension of Cushing's syndrome: controversies in the pathophysiology and focus on cardiovascular complications. J Hypertens. 2015;33:44–60.

41. Tóth M, Grossman A. Glucocorticoid-induced osteoporosis: lessons from Cushing's syndrome. Clin Endocrinol. 2013;79:1–11.

42. Sathyakumar S, Paul TV, Asha HS, Gnanamuthu BR, Paul MJ, Abraham DT, Rajaratnam S, Thomas N. Ectopic Cushing syndrome: a 10-year experience from a tertiary care center in southern India. Endocr Pract. 2017;23:907–14.

43. Iglesias P, Rodríguez-Berrocal V, Pian H, Díez JJ. Nelson's syndrome post-bilateral adrenalectomy. QJM Int J Med. 2016;109:561–2.

44. Gil-Cárdenas A, Herrera MF, Díaz-Polanco A, Rios JM, Pantoja JP. Nelson's syndrome after bilateral adrenalectomy for Cushing's disease. Surgery. 2007;141:147–51; discussion 151-152.

45. Klose M, Lange M, Kosteljanetz M, Poulsgaard L, Feldt-Rasmussen U. Adrenocortical insufficiency after pituitary surgery: an audit of the reliability of the conventional short synacthen test. Clin Endocrinol. 2005;63:499–505.

46. Barber TM, Adams E, Ansorge O, Byrne JV, Karavitaki N, Wass JAH. Nelson's syndrome. Eur J Endocrinol. 2010;163:495–507.

47. Barber TM, Adams E, Wass JAH. Nelson syndrome: definition and management. Handb Clin

Neurol. 2014;124:327–37.

48. Patel J, Eloy JA, Liu JK. Nelson's syndrome: a review of the clinical manifestations, pathophysiology, and treatment strategies. Neurosurg Focus. 2015;38:E14.

49. Clemmons DR. Roles of insulin-like growth factor-I and growth hormone in mediating insulin resistance in acromegaly. Pituitary. 2002;5:181–3.

50. Schwartz RA. Acanthosis nigricans. J Am Acad Dermatol. 1994;31:1–19.

51. Karadağ AS, You Y, Danarti R, Al-Khuzaei S, Chen W. Acanthosis nigricans and the metabolic syndrome. Clin Dermatol. 2018;36:48–53.

52. Rudman SM, Philpott MP, Thomas GA, Kealey T. The role of IGF-I in human skin and its appendages: morphogen as well as mitogen? J Invest Dermatol. 1997;109:770–7.

53. Ben-Shlomo A, Melmed S. Skin manifestations in acromegaly. Clin Dermatol. 2006;24:256–9.

54. Chanson P, Salenave S. Acromegaly. Orphanet J Rare Dis. 2008;3:17.

55. Rick JW, Jahangiri A, Flanigan PM, Aghi MK. Patients cured of acromegaly do not experience improvement of their skull deformities. Pituitary. 2017;20:292–4.

56. Kong X, Gong S, Su L, Howard N, Kong Y. Automatic detection of acromegaly from facial photographs using machine learning methods. EBioMedicine. 2017;27:94–102.

57. Renehan AG, Shalet SM. Acromegaly and colorectal Cancer: risk assessment should be based on population-based Studiesc. J Clin Endocrinol Metab. 2002;87:1909.

58. Ben-Shlomo A, Melmed S. Acromegaly. Endocrinol Metab Clin North Am. 2008;37:101–viii.

59. Lugo G, Pena L, Cordido F. Clinical manifestations and diagnosis of acromegaly. Int J Endocrinol. 2012; https://doi.org/10.1155/2012/540398.

60. Friedrich N, Thuesen B, Jørgensen T, Juul A, Spielhagen C, Wallaschofksi H, Linneberg A. The association between IGF-I and insulin resistance: a general population study in Danish adults. Diabetes Care. 2012;35:768–73.

61. Dutta P, Bhansali A, Vaiphei K, Dutta U, Ravi Kumar P, Masoodi S, Mukherjee KK, Varma A, Kochhar R. Colonic neoplasia in acromegaly: increased proliferation or deceased apoptosis? Pituitary. 2012;15:166–73.

62. Katznelson L, Laws ER, Melmed S, Molitch ME, Murad MH, Utz A, Wass JAH. Acromegaly: an Endocrine Society clinical practice guideline. J Clin Endocrinol Metab. 2014;99:3933–51.

63. Tagliafico A, Resmini E, Nizzo R, Derchi LE, Minuto F, Giusti M, Martinoli C, Ferone D. The pathology of the ulnar nerve in acromegaly. Eur J Endocrinol. 2008;159:369–73.

64. Wiesman IM, Novak CB, Mackinnon SE, Winograd JM. Sensitivity and specificity of clinical testing for carpal tunnel syndrome. Can J Plast Surg. 2003;11:70–2.

65. Jenkins PJ, Sohaib SA, Akker S, Phillips RR, Spillane K, Wass JA, Monson JP, Grossman AB, Besser GM, Reznek RH. The pathology of median neuropathy in acromegaly. Ann Intern Med. 2000;133:197–201.

66. Sharma MD, Nguyen AV, Brown S, Robbins RJ. Cardiovascular disease in acromegaly. Methodist Debakey Cardiovasc J. 2017;13:64–7.

67. Bondanelli M, Ambrosio MR, Degli Uberti EC. Pathogenesis and prevalence of hypertension in acromegaly. Pituitary. 2001;4:239–49.

68. Kaltsas GA, Mukherjee JJ, Jenkins PJ, Satta MA, Islam N, Monson JP, Besser GM, Grossman AB. Menstrual irregularity in women with acromegaly. J Clin Endocrinol Metab. 1999;84:2731–5.

69. Dąbrowska AM, Tarach JS, Kurowska M, Nowakowski A. Thyroid diseases in patients with acromegaly. Arch Med Sci AMS. 2014;10:837–45.

70. Abreu A, Tovar AP, Castellanos R, et al. Challenges in the diagnosis and management of acromegaly: a focus on comorbidities. Pituitary. 2016;19:448–57.

71. Tahi S, Meskine D. Prolactinomas and hypogonadism in men. Clinical and developmental aspects after treatment: 21 cases. Ann Endocrinol. 2016;77:365–6.

72. Schlechte J, Sherman B, Halmi N, vanGilder J, Chapler F, Dolan K, Granner D, Duello T, Harris C. Prolactin-secreting pituitary tumors in Amenorrheic women: a comprehensive study. Endocr Rev. 1980;1:295–308.

73. Grattan DR, Jasoni CL, Liu X, Anderson GM, Herbison AE. Prolactin regulation of gonadotropin-releasing hormone neurons to suppress luteinizing hormone secretion in mice. Endocrinology. 2007;148:4344–51.

74. Glezer A, Bronstein MD. Prolactinomas. Endocrinol Metab Clin N Am. 2015;44:71–8.

75. Higuchi K, Nawata H, Maki T, Higashizima M, Kato K, Ibayashi H. Prolactin has a direct effect on adrenal androgen secretion. J Clin Endocrinol Metab. 1984;59:714–8.

76. Sakiyama R, Quan M. Galactorrhea and hyperprolactinemia. Obstet Gynecol Surv. 1983;38:689–700.

77. Chen AX, Burt MG. Hyperprolactinaemia. Aust Prescr. 2017;40:220–4.
78. Foitzik K, Langan EA, Paus R. Prolactin and the skin: a dermatological perspective on an ancient pleiotropic peptide hormone. J Invest Dermatol. 2009;129:1071–87.
79. Peli E, Satgunam P. Bitemporal hemianopia; its unique binocular complexities and a novel remedy. Ophthalmic Physiol Opt J Br Coll Ophthalmic Opt Optom. 2014;34:233–42.
80. Kedar S, Ghate D, Corbett JJ. Visual fields in neuro-ophthalmology. Indian J Ophthalmol. 2011;59:103–9.
81. Ogra S, Nichols AD, Stylli S, Kaye AH, Savino PJ, Danesh-Meyer HV. Visual acuity and pattern of visual field loss at presentation in pituitary adenoma. J Clin Neurosci Off J Neurosurg Soc Australas. 2014;21:735–40.
82. Schmalisch K, Milian M, Schimitzek T, Lagrèze WA, Honegger J. Predictors for visual dysfunction in nonfunctioning pituitary adenomas - implications for neurosurgical management. Clin Endocrinol. 2012;77:728–34.
83. Gan L, Ma J, Feng F, et al. The predictive value of Suprasellar extension for visual function evaluation in Chinese patients with nonfunctioning pituitary adenoma with optic chiasm compression. World Neurosurg. 2018;116:e960–7.
84. Lee IH, Miller NR, Zan E, Tavares F, Blitz AM, Sung H, Yousem DM, Boland MV. Visual defects in patients with pituitary adenomas: the myth of Bitemporal Hemianopsia. Am J Roentgenol. 2015;205:W512–8.
85. Sperling S, Bhatt H. Prolactinoma: a massive effect on bone mineral density in a young patient. Case Rep Endocrinol. 2016; https://doi.org/10.1155/2016/6312621.
86. Beshyah SA, Freemantle C, Thomas E, Rutherford O, Page B, Murphy M, Johnston DG. Abnormal body composition and reduced bone mass in growth hormone deficient hypopituitary adults. Clin Endocrinol. 1995;42:179–89.
87. Binnerts A, Deurenberg P, Swart GR, Wilson JH, Lamberts SW. Body composition in growth hormone-deficient adults. Am J Clin Nutr. 1992;55:918–23.
88. Johansen T, Richelsen B, Hansen HS, Din N, Malmlöf K. Growth hormone-mediated breakdown of body fat: effects of GH on lipases in adipose tissue and skeletal muscle of old rats fed different diets. Horm Metab Res Horm Stoffwechselforschung Horm Metab. 2003;35:243–50.
89. Frayn KN, Coppack SW, Fielding BA, Humphreys SM. Coordinated regulation of hormone-sensitive lipase and lipoprotein lipase in human adipose tissue in vivo: implications for the control of fat storage and fat mobilization. Adv Enzym Regul. 1995;35:163–78.
90. Chaves VE, Júnior FM, Bertolini GL. The metabolic effects of growth hormone in adipose tissue. Endocrine. 2013;44:293–302.
91. Møller N, Copeland KC, Nair KS. Growth hormone effects on protein metabolism. Endocrinol Metab Clin N Am. 2007;36:89–100.
92. Khan R, Jehangir W, Regeti K, Yousif A. Hypertriglyceridemia-induced pancreatitis: choice of treatment. Gastroenterol Res. 2015;8:234–6.
93. Díez JJ, Sangiao-Alvarellos S, Cordido F. Treatment with growth hormone for adults with growth hormone deficiency syndrome: benefits and risks. Int J Mol Sci. 2018; https://doi.org/10.3390/ijms19030893.
94. Kurtoğlu S, Hatipoglu N. Growth hormone insensitivity: diagnostic and therapeutic approaches. J Endocrinol Investig. 2016;39:19–28.
95. Castilla-Cortazar I, Ita JRD, Aguirre GA, Rodríguez-Rivera J, García-Magariño M, Martín-Estal I, Flores-Caloca Ó, Diaz-Olachea C. Primary growth hormone insensitivity and psychomotor delay. Clin Case Rep. 2018;6:426–31.
96. Janecka A, Kołodziej-Rzepa M, Biesaga B. Clinical and molecular features of Laron syndrome, a genetic disorder protecting from Cancer. Vivo Athens Greece. 2016;30:375–81.
97. Ohlsson C, Bengtsson B-Å, Isaksson OGP, Andreassen TT, Slootweg MC. Growth hormone and bone. Endocr Rev. 1998;19:55–79.
98. Laron Z. Insulin-like growth factor 1 (IGF-1): a growth hormone. Mol Pathol. 2001;54:311–6.
99. Lindsey RC, Mohan S. Skeletal effects of growth hormone and insulin-like growth factor-I therapy. Mol Cell Endocrinol. 2016;432:44–55.
100. Long F, Ornitz DM. Development of the endochondral skeleton. Cold Spring Harb Perspect Biol. 2013;5:a008334.
101. Nilsson O, Marino R, De Luca F, Phillip M, Baron J. Endocrine regulation of the growth plate. Horm Res. 2005;64:157–65.
102. Lui JC, Nilsson O, Baron J. Recent research on the growth plate: recent insights into the regulation of the growth plate. J Mol Endocrinol. 2014;53:T1–9.
103. Ginsberg S, Laron Z, Bed MA, Vaisman N. The obesity of patients with Laron syndrome is

not associated with excessive nutritional intake. Obes Res Clin Pract. 2009;3:1–52.

104. Laron Z. Laron syndrome (primary growth hormone resistance or insensitivity): the personal experience 1958–2003. J Clin Endocrinol Metab. 2004;89:1031–44.

105. Velloso CP. Regulation of muscle mass by growth hormone and IGF-I. Br J Pharmacol. 2008;154:557–68.

106. Cotta OR, Santarpia L, Curtò L, Aimaretti G, Corneli G, Trimarchi F, Cannavò S. Primary growth hormone insensitivity (Laron syndrome) and acquired hypothyroidism: a case report. J Med Case Rep. 2011;5:301.

107. Griffeth RJ, Bianda V, Nef S. The emerging role of insulin-like growth factors in testis development and function. Basic Clin Androl. 2014;24:12.

108. Guevara-Aguirre J, Balasubramanian P, Guevara-Aguirre M, et al. Growth hormone receptor deficiency is associated with a major reduction in pro-aging signaling, Cancer and diabetes in humans. Sci Transl Med. 2011;3:70ra13.

109. Denduluri SK, Idowu O, Wang Z, et al. Insulin-like growth factor (IGF) signaling in tumorigenesis and the development of cancer drug resistance. Genes Dis. 2015;2:13–25.

110. Guevara-Aguirre J, Rosenbloom AL. Obesity, diabetes and cancer: insight into the relationship from a cohort with growth hormone receptor deficiency. Diabetologia. 2015;58:37–42.

111. Nakamichi A, Ocho K, Oka K, Yasuda M, Hasegawa K, Iwamuro M, Obika M, Rai K, Otsuka F. Manifestation of central diabetes insipidus in a patient with thyroid storm. Intern Med Tokyo Jpn. 2018;57:1939–42.

112. Boone M, Deen PMT. Physiology and pathophysiology of the vasopressin-regulated renal water reabsorption. Pflugers Arch. 2008;456:1005–24.

113. Oksche A, Rosenthal W. The molecular basis of nephrogenic diabetes insipidus. J Mol Med Berl Ger. 1998;76:326–37.

114. Moritz ML, Ayus JC. Chapter 8 - diabetes insipidus and syndrome of inappropriate antidiuretic hormone. In: Singh AK, Williams GH, editors. Textb. Nephro-Endocrinol. 2nd ed: Academic Press; 2018. p. 133–61.

115. Park KS, Yoo KY. Role of vasopressin in current anesthetic practice. Korean J Anesthesiol. 2017;70:245–57.

116. Loh JA, Verbalis JG. Disorders of water and salt metabolism associated with pituitary disease. Endocrinol Metab Clin N Am. 2008;37:213–34.

117. Verrua E, Mantovani G, Ferrante E, Noto A, Sala E, Malchiodi E, Iapichino G, Peccoz PB, Spada A. Severe water intoxication secondary to the concomitant intake of non-steroidal anti-inflammatory drugs and desmopressin: a case report and review of the literature. Horm Athens Greece. 2013;12:135–41.

118. Li Y, Wei Y, Zheng F, Guan Y, Zhang X. Prostaglandin E2 in the regulation of water transport in renal collecting ducts. Int J Mol Sci. 2017; https://doi.org/10.3390/ijms18122539.

119. Gao M, Cao R, Du S, et al. Disruption of prostaglandin E2 receptor EP4 impairs urinary concentration via decreasing aquaporin 2 in renal collecting ducts. Proc Natl Acad Sci. 2015;112:8397–402.

# 甲状腺疾病

## 2.1 桥本甲状腺炎(甲状腺功能减退症)

### 2.1.1 Queen Anne 征

**临床特征**

这个体征是以丹麦公主 Anne 命名的,因为她的外侧眉毛被截短了,在 17 世纪英格兰画家 Paul Van Somer 的一幅肖像中首次出现[1]。在甲状腺功能减退症患者中,面部皮肤和体毛往往干燥、薄且易碎。眉毛外侧 1/3 的毛发脱落是典型的甲状腺功能减退症的体征[2]。

**病理生理学**

1.三碘甲状腺原氨酸(T3)和四碘甲状腺原氨酸(T4)对人体毛发生长有直接影响。T3 和 T4 在毛囊生长、凋亡和角蛋白表达中是不可或缺的。T4 延长毛囊的生长期,这在一定程度上解释甲状腺功能减退症患者出现脱发,但并不会形成秃头的原因[3]。

2.甲状腺功能减退症患者由于 T4 水平低使得角蛋白生成不足,导致毛囊变薄变脆[3]。

**Queen Anne 征在其他疾病中出现的情况**

Queen Anne 征也被称为 Hertoghe 征。它可能出现在许多其他疾病中，包括梅毒[4]、麻风、特应性皮炎、脂溢性皮炎、银屑病和生物素缺乏等[5]。

## 2.1.2 心动过缓

**临床特征**

甲状腺功能减退症是心动过缓和严重缓慢性心律失常（如严重的房室传导阻滞）的常见原因。一项对 668 名受试者的回顾性研究发现，即使在甲状腺功能减退症得到纠正后，仍有一些严重的房室传导阻滞患者需要植入永久性起搏器[6]。

**病理生理学**

T3 通过改善钠-钙交换功能，以增加心房肌细胞起搏点的频率。这在动物模型中得到证实。然而，在人类中导致心动过缓的机制目前尚不清楚[7,8]。

## 2.1.3 心包积液和胸腔积液

**临床特征**

心包积液在甲状腺功能减退症的发病率为 3%~6%，主要发生在甲状腺功能减退症的晚期。轻度甲状腺功能减退症患者心包积液的发病率非常罕见[9,10]。胸腔积液可以通过胸部叩诊实音和触觉声音震颤减弱来诊断[11]。而在有大量心包积液的患者中，可出现静脉扩张、心音轻而远、低血压[12]、脉搏细弱，甚至奇脉等体征[13]。

**病理生理学**

在甲状腺功能减退症中，由于白蛋白经毛细血管逃逸，血管外白蛋白含量显著增加[14,15]而导致间质中黏多糖-蛋白复合物的积聚，通过淋巴系统渗出液的代偿性部分回流，因"白蛋白渗漏"而受损，因此渗透压的改变可以导致组织间液的潴留，出现胸腔积液和心包积液[14]。

## 2.1.4 干性皮肤

**临床特征**

干性皮肤（干燥症）是甲状腺功能减退症中最常见的皮肤表现[16]，发病率超过 65%[17]。在一项旨在评估体征对甲状腺功能减退症诊断的预测价值的小型研究中，粗糙、干燥的皮肤在诊断甲状腺功能减退症方面的阳性似然比（+LR）为+2.3[18]。{* 译者注：阳性似然比是诊断试验的预测，经诊断金标准确诊的患者群的阳性率[a/（a+c）]与以金标准排除诊断的受试者中试验阳性即假阳性率[b/(b+d)]之间的比值(a:真阳性;b:假阳性;c:假阴性;d:真阴性),当阳性似然比>10时,诊断某种疾病的可能性就显著增加。}

**病理生理学**

皮肤及其附属物中存在甲状腺激素受体;因此,甲状腺激素水平的紊乱可导致出现各种皮肤表现[16,19]。

1.皮脂腺单位减少,皮肤分泌物减少[19]。但是严重甲状腺功能减退症患者汗腺萎缩的原因尚不清楚[16]。

2.甲状腺功能减退症导致表皮甾醇合成减少,使得皮肤变得干燥[19]。

临床上显著的甲状腺功能减退症的其他皮肤变化还包括淋巴水肿和黏液水肿(表2.1)。

表2.1 甲状腺功能减退的其他皮肤表现

| 特征 | 病理生理学 |
| --- | --- |
| 淋巴水肿(手、脸和眼睑) | 组织间质间隙中亲水性黏多糖的积聚损害淋巴引流[20] |
| 黏液水肿 | 黏多糖在皮肤中的沉着[20] |

Adapted from Ai et al.[20]

## 2.1.5 巨舌

**临床特征**

巨舌是甲状腺功能减退症的一种罕见症状[21],被描述为舌肌在正常松弛的状态下,舌头伸出牙齿外[22]。

**病理生理学**

亲水性糖胺聚糖形成的失调导致其在间质中积聚[23]。正如前面提到的由甲状腺功能减退症引起的心包积液所描述的那样,血管外液体在各种组织中积聚,包括舌头的组织[14,23](见第2.1.3节)。

## 2.1.6 反射减弱

**临床特征**

甲状腺功能减退症的反射减弱的典型表现为出现深部肌腱反射(DTR)的延迟松弛期[24]。这一体征被命名为"黏液水肿时的Woltman征"[25]。最好在患者处于坐姿且下肢处于下垂姿势的情况下从踝关节诱发。这种姿势有利于对反射的松弛阶段进行准确的评估[26]。

**病理生理学**

甲状腺功能减退症时肌球蛋白钙–ATP 酶活性降低，伴随着骨骼肌肌浆网中钙浓度的降低，是 Woltman 征的原因[27]。T3 通过影响肌浆网钙–ATP 酶活性，在肌肉代谢中起关键作用。由于 T3 水平较低时，肌浆网钙浓度下降可以导致长时间的骨骼肌收缩，这增加了反射松弛阶段的持续时间[28]。

## 2.1.7 近端肌病

**临床特征**

近端肌病表现为近端肌无力，累及骨盆或肩带肌肉组织[29]。在一项评估甲状腺功能减退症患者神经肌肉功能障碍的前瞻性队列研究中，临床可识别的神经肌肉功能障碍的发病率约为 40%[30]。

Hoffman 综合征是甲状腺功能减退症相关的肌肉功能障碍的一种形式，被描述为肌肉无力、反射减弱和肌肥大[31]。

**病理生理学**

低水平的 T4 会损害骨骼肌中的糖原分解的功能，并导致收缩速度快、运动单位力量高的 2 型骨骼肌纤维的选择性萎缩[29]。这导致收缩速度慢而持久的 1 型骨骼肌纤维占优势的状态，这种改变使甲状腺功能减退症患者会感到肌无力[32,33]。

## 2.1.8 乳溢

**临床特征**

乳房自发或手压的情况下分泌乳汁，在原发性甲状腺功能减退症患者中很少见，但可见[34]。

**病理生理学**

- 原发性甲状腺功能减退症患者中循环游离 T3 水平低，导致 T3 对下丘脑 TRH 产生细胞失去反馈抑制。过量的 TRH 对垂体催乳素细胞有刺激作用，导致垂体前叶催乳素的产生增加。催乳素刺激乳腺腺体组织增生，导致乳溢。
- 此外，T3 也失去了对催乳素产生细胞的负反馈抑制。这使催乳素分泌过多的原因非常复杂。
- 甲状腺功能减退症导致催乳素（PRL）代谢清除率降低，从而使循环中催乳素水平升高。
- 最后，TRH 刺激促甲状腺激素和促乳激素等激素水平增加，可以促进垂体增生。垂体增大引起"柄效应"，可阻断参与减少催乳素分泌的多巴胺产生，使得催乳素的合成明显增加[35]（见图 2.1）。

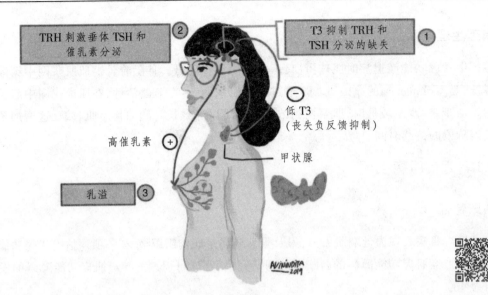

**图 2.1** 原发性甲状腺功能减退症中高催乳素血症的病理生理学示意图。活性甲状腺激素(T3)的降低导致下丘脑和垂体促甲状腺激素释放激素(TRH)和促甲状腺激素(TSH),释放分别失去负反馈抑制(步骤1)。TRH分泌增加反过来刺激垂体催乳素细胞和促甲状腺激素细胞分泌相关激素(步骤2)。此外,由于甲状腺功能减退症引起的低代谢导致催乳素清除不足,也会引起高催乳素血症和乳溢(步骤3)[35]。(Based on Ansari et al.[35])。

---

☀ **临床扩展**

**垂体假瘤**

　　有长期原发性甲状腺功能减退症病史的患者可发生垂体的促甲状腺激素细胞的增生(垂体假瘤)。及时开始甲状腺激素替代治疗后,这种增生可以发生可逆的改变[36]。在诊断原发性甲状腺功能减退症时,还应检查垂体,考虑在高催乳素血症的背景下,出现垂体弥漫性增大而无明显腺瘤的改变[37]。

---

💡 **临床查房时可能出现的问题**

**一些甲状腺功能减退症患者皮肤发黄的原因是什么?**

　　甲状腺功能减退症患者皮肤变黄是由高胆固醇血症所致,一般出现在手掌、脚底、鼻唇沟。在甲状腺功能减退症状态下,肝脏β–胡萝卜素代谢减少,使其循环水平明显增高,因而β–胡萝卜素沉积在皮肤中,导致了皮肤呈现特有的黄色[20]。

**为什么桥本甲状腺炎患者会出现类似于 Graves 病的眼部和皮肤的变化?**

　　循环抗甲状腺过氧化物酶抗体与眼眶和皮肤中的成纤维细胞之间,可以发生交叉反应[20]。

此外，一些桥本甲状腺炎患者的甲状腺刺激性免疫球蛋白(TSI)也增加，这可能与 Graves 病的眼部和皮肤表现相似。自身免疫性甲状腺疾病是甲状腺激素阻断和刺激性抗体之间的平衡。占优势的抗体决定了疾病类型，即桥本甲状腺炎或 Graves 病。有时候这种平衡可能被打破而向另外一种疾病转化[38]。

## 2.2 Graves 病

### 2.2.1 甲状腺眼病

**临床特征**

甲状腺眼病(TED)是 Graves 病最常见的甲状腺外表现[39]。TED 可出现多种眼部症状，包括畏光、眼球突出或结膜水肿[40]。其他提示 TED 的体征包括眼睑滞后、眼球滞后、眼睑收缩，甚至在一些严重的病例中，视神经也会发生病变[41]。

**病理生理学**

• 眼眶成纤维细胞具有 TSH 和 IGF-1 受体，它们直接受甲状腺刺激性免疫球蛋白(TSI)的刺激。眼眶成纤维细胞增殖增强，最终导致眼眶广泛纤维化[42]。替妥木单抗是一种针对 IGF-1 受体的单克隆抗体，最近被批准用于治疗 TED。与安慰剂相比，替妥木单抗可显著降低眼球突出、临床活动评分和复视[43]。

• TSI 还可以介导眼眶成纤维细胞分化为脂肪细胞和肌成纤维细胞。脂肪细胞和肌成纤维细胞的过度增殖，也可以增加眶周软组织的体积[44]。

• 此外，眼眶成纤维细胞在 TSI-TSH 受体的相互作用中表现出过度的炎症反应。在这种促炎的环境下，细胞外基质积聚，导致软组织水肿和眼球突出[40,41]。

有许多甲状腺眼征是以临床医生的名字而命名的。表 2.2 概述了其中的一部分。

**病理生理学扩展**

*Graves 病患者为什么上眼睑收缩？*

• Muller 肌(上睑板肌)在过量的甲状腺激素刺激下收缩并导致眼睑收缩[47]。

• 由于广泛的眼眶炎症，上睑提肌被炎症细胞浸润，导致肌肉纤维化和收缩[47]。

• 尽管眼睑收缩发生在 Graves 病中，但它并不是这种疾病的病理性特征，也可以发生在其他原因导致的甲状腺功能亢进症中[48]。

表 2.2　Graves 病的眼征

| 眼征 | 临床表现 |
|---|---|
| Dalrymple 征 | 上眼睑的眼睑收缩[45] |
| Von Grafe 征 | 向下凝视时上眼睑滞后[45] |
| Collier 征 | 下眼睑的眼睑收缩[45] |
| Stellwag 征 | 不经常眨眼[45,46] |
| Rosenbach 征 | 闭合时眼睑的颤动[46] |
| Gifford 征 | 上眼睑外翻困难[46] |
| Jellinek 征 | 上眼睑色素沉着过度[46] |
| Sainton 征 | 眼球自发水平运动引起的眼球震颤[46] |
| Ballet 征 | 眼外肌轻瘫[46] |
| Enroth 征 | 眶周水肿[46] |
| Griffith 征 | 向上凝视时下眼睑滞后[46] |

Adapted from references Mallika[45] and Urrets–Zavalia[46].

## 2.2.2 胫前黏液性水肿

### 临床特征

胫前黏液性水肿(PM)是 Graves 病的一种皮肤表现,可表现为非凹陷性水肿、点状水肿、斑块样或结节性病变。在严重的情况下,其可能出现淋巴水肿与象皮病。结节性水肿发生在不到 10% 的受试者中,据报道,其与结节性红斑的特征性病变相似[49]。在对 Graves 病进行明确治疗(即手术或放射性碘治疗)几年后,胫前黏液性水肿可能复发[50]。

### 病理生理学

虽然注意到病变出现在反复创伤的部位,但确切的机制目前还不清楚。炎症细胞的大量进入和成纤维细胞的增殖被认为是胫前黏液性水肿的可能原因。组织学上,皮肤下层有黏多糖的积聚[49],这一过程被认为是由体循环中的甲状腺刺激性免疫球蛋白(TSI)作用于皮肤成纤维细胞上的 TSH 受体所致[51,52]。

甲状腺功能亢进症的其他皮肤表现还包括荨麻疹、毛细血管扩张、红斑和皮肤发热(表2.3)。

## 2.2.3 甲状腺性杵状指

### 临床特征

甲状腺性杵状指一般是指甲状腺功能亢进症患者的指(趾)端软组织呈杵状增厚肿胀,常同时伴有肢端以及胫、腓、尺、桡骨的骨膜和骨质增生。其与甲状腺眼病密切相关[58,59],可以提示诊断 Graves 病[60]。

表 2.3　甲状腺功能亢进症的其他皮肤表现

| 病征 | 病理生理学 |
|---|---|
| 温润肌肤 | 皮肤血管扩张[53] |
| 手掌红斑 | 皮肤血管扩张[54,55] |
| 荨麻疹 | 抗 TPO 免疫球蛋白 E 抗体与肥大细胞表面的受体结合,导致肥大细胞活化和脱颗粒[56] |
| 毛细血管扩张 | 皮肤血流量增加和免疫介导过程[57] |

TPO,甲状腺过氧化物酶。(Adapted from references.[53–57])

### 病理生理学

糖胺聚糖的累积和伴随的成纤维细胞增殖也被认为是甲状腺性杵状指的可能机制[59]。

### 临床扩展

**甲状腺性杵状指患者受累肢体的 X 线平片上可以看到什么?**

X 线平片上可以看到涉及手或脚骨骼的骨膜反应。甲状腺性杵状指的临床表现为骨膜反应、手或脚肿胀和杵状指[60]。

## 2.2.4　甲剥离

### 临床特征

甲剥离也被称为"Plummer 指甲",由梅奥诊所的 Henry Plummer 博士首先描述的甲状腺功能亢进症患者营养不良指甲的各种特征,包括独特的"铲子"形外观和指甲扁平征[61]。Plummer 指甲也表现为指甲远端与底层甲床的分离,发生在大约 5% 的甲状腺功能亢进症患者中[62]。

### 病理生理学

甲剥离的原因尚不清楚,但是甲状腺功能亢进症引起的分解代谢和底层甲床的快速生长可能是甲剥离的主要原因[63]。

## 2.2.5　周期性瘫痪

### 临床特征

甲状腺功能亢进症的周期性瘫痪(TPP)是发生在 Graves 病患者中的一种轻度肌无力或明显的弛缓性轻瘫[64]。TPP 最常出现在东亚人群中,尤其是以男性多见,但在其他种族中也有出现[65]。

**病理生理学**

• T3 进入骨骼肌细胞的线粒体,可以增加细胞内 ATP 的产生。ATP 增加骨骼肌中钠–钾 ATP 酶的活性[66],并促进钾的跨细胞转移,从而导致骨骼细胞膜的超极化。超极化骨骼肌细胞的兴奋性降低,这是肌肉收缩减少和麻痹的主要原因[67]。

• T3 还增加了钠–钾 ATP 酶的基因表达,骨骼肌细胞中钠–钾 ATP 酶的增加和随后增强的活化使其进一步超极化,也使甲状腺功能亢进性周期性瘫痪更常见[67]。

### 2.2.6 甲状腺震颤及血管杂音

**临床特征**

有些 Graves 病患者在甲状腺上动脉的位置可以触及震颤并听到血管杂音,在严重的甲状腺功能亢进症患者中的检出率高达 85%。这种震颤及血管杂音是连续的(在整个心动周期内),并在心脏的收缩期加重[68]。甲状腺杂音的听诊结果与颈动脉杂音或放射到颈部的心脏杂音有所不同。例如,与颈动脉疾病相关的杂音往往只发生在心脏的收缩期[69]。

值得注意的是,临床检查中甲状腺震颤及血管杂音的出现往往提示是 Graves 病。这一临床发现可以排除甲状腺功能亢进症患者的甲状腺炎[70]。

**病理生理学**

甲状腺功能亢进症介导的加速血流是甲状腺上动脉震颤及血管杂音的原因[68]。

### 2.2.7 心动过速

**临床特征**

甲状腺功能亢进症患者通常有心动过速,超过 90% 的患者静息心率高于 90 次/分[71]。心房颤动是心动过速的一种原因,但在 Graves 病中心房颤动不太常见。事实上,患有"冷漠性甲状腺功能亢进症"的老年患者比年轻的 Graves 病患者更容易发生心房颤动[53]。在临床检查中,不规则的脉搏是心房颤动最重要的标志[72]。

**病理生理学**

• 三碘甲状腺原氨酸(T3)增加心肌钠通道激活的持续时间,从而导致心肌细胞内钠浓度增加,这种增加刺激维持心肌内钙浓度的关键泵钠–钙转运系统,使得心肌细胞内钙明显增加,并促进心肌收缩[73]。

• T3 不但可以上调心肌细胞的肾上腺素受体的表达,而且可以上调肾脏的肾小球旁细胞(JGC)中肾上腺素受体的表达。儿茶酚胺可以激活 JGC 的肾上腺素受体,最终激活肾素–血管紧张素–醛固酮系统(RAAS)(见图 3.1),从而导致水钠潴留,增加了心脏前负荷,提高心肌的收缩力[73]。

- T3 与细胞内甲状腺激素反应元件结合后增加心肌肌浆网钙–ATP 酶的表达,钙–ATP 酶在调节肌内钙浓度中起重要作用,可以增加心肌钙的浓度而最终导致心肌的收缩力增大[7]。
- T3 可以直接激活心肌 L 型钙通道,以增加心肌钙的摄取,同样可增加心肌的收缩[71]。
- T3 还可以上调在电脉冲的传输中起关键作用的心肌缝隙连接蛋白,被认为是甲状腺功能亢进症诱发心房颤动的一种机制[74]。
- T3 的作用还包括减弱心脏副交感神经张力和增加心肌组织对儿茶酚胺作用的敏感性[75]。

## 2.2.8 男性女型乳房

### 临床特征

男性女型乳房是甲状腺功能亢进症的一种少见的临床表现,控制甲状腺功能亢进症后,男性女型乳房通常是可逆的[76]。其表现为乳晕下可触及的小结节,应与假性女性乳房肥大区别开,后者是男性乳房脂肪的普遍积累[77,78],而非结节性增生。

### 病理生理学

- 甲状腺激素可以增加肝脏合成性激素结合球蛋白(SHBG)。SHBG 与睾酮结合并降低游离睾酮(活性睾酮)的水平。由于雌激素的作用,使游离的雄激素/雌激素比值显著降低而促进乳腺增生[78]。
- 甲状腺激素可以增加雄激素向雌激素的转化[78]。

## 2.2.9 淋巴结病

### 临床特征

甲状腺周围淋巴结病是一种良性甲状腺疾病。在一项横断面的研究中,高达 1/3 的 Graves 病患者出现可识别的甲状腺周围淋巴结肿大[79]。

### 病理生理学

自身免疫性甲状腺炎患者的反应性淋巴细胞增殖(淋巴增生)[80]。

## 2.2.10 体重减轻(消瘦)

### 临床特征

控制不良的 Graves 病患者在过度进食的情况下,还可以出现体重减轻。在常规的临床检查中可以发现其体脂和肌肉体积的减少[81]。

### 病理生理学

- 静息能量消耗(REE)是体重的关键决定性因素,依赖于棕色脂肪组织(BAT)的线粒体活性。与线粒体在其他组织中的作用完全相反,棕色脂肪组织的线粒体不参与 ATP 的生成。它们拥有一种解耦联蛋白,能中断电子传递链,使线粒体膜势能直接转化为热能[82]。T3 通过增强参与棕色脂肪组织的线粒体电子传递链解耦联蛋白的作用,增加棕色脂肪组织中的产热[81]。

- 棕色脂肪组织中的 2 型脱碘酶活性(参与游离 T4 向游离 T3 的外周转化)也上调。这增加了 T3 的局部浓度,进一步加剧了 T3 对线粒体解耦联蛋白的影响[81]。

### 🍵 病理生理学扩展

甲状腺激素合成(图 2.2)。

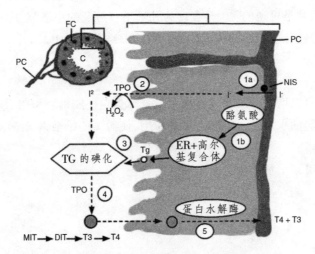

**图 2.2** 甲状腺滤泡单位合成 T3 和 T4。碘化物($I^-$)在钠钾泵促进的钠电化学梯度下,通过基础碘化钠复合物(NIS)将滤泡周围毛细血管(PC)注入甲状腺滤泡细胞(FC)(步骤 1a)。甲状腺球蛋白(TG)是由酪氨酸残基合成的粗面内质网(步骤 1b)。TG 在翻译后的第二阶段经历了进一步在高尔基体内的修饰。然后通过胞吐过程分泌到滤泡腔中(胶质的部位)储存。碘被运输到甲状腺滤泡细胞的顶膜,甲状腺过氧化物酶(TPO)催化碘进行氧化反应,该氧化步骤需要过氧化氢($H_2O_2$)(步骤 2)。酪氨酸残基甲状腺球蛋白分子被先前氧化的碘分子碘化,TPO 促进了这种"组织化"过程,并导致单碘甲状腺原氨酸(MIT)和二碘甲状腺原氨酸(DIT)残基的形成(步骤 3)。三碘甲状腺原氨酸(T3)和四碘甲状腺原氨酸(T4)在涉及酯键形成的最终耦联反应中形成"供体"和"受体"(步骤 4)。甲状腺叶状细胞通过顶膜吞噬胶质(C),蛋白质水解甲状腺滤泡细胞中的胶质基质产生甲状腺球蛋白、MIT、DIT、T3 和 T4(步骤 5)。滤泡细胞中的脱碘酶将一些 T4 转化为活性甲状腺激素(T3)。然后甲状腺激素(T3 和 T4)通过甲状腺上皮细胞的基底外侧质膜主动转运到毛细血管中[83]。(Based on Carvalho et al.[83])

> 💡 临床查房时可能出现的问题
>
> **Graves 病皮肤色素沉着的机制是什么?**
>
> 　　甲状腺功能亢进症可以促进肾上腺皮质醇代谢加速。低皮质醇对 ACTH 的负反馈被抑制,ACTH 产生代偿性增加,ACTH 介导皮肤色素沉着(见第 3.1.2 节)[20]。皮质醇代谢增加的机制可能解释罕见的甲状腺功能亢进症患者肾上腺皮质危象的报道,该患者患有隐匿的、非典型的 21-羟化酶缺乏症[84]。
>
> **为什么治疗 Graves 病后胫前黏液性水肿没有改善?**
>
> 　　甲状腺切除术或放射性碘治疗 Graves 病不能阻止甲状腺刺激性免疫球蛋白(TSI)的产生。甲状腺功能亢进症治愈后,体循环 TSI 仍能刺激皮肤成纤维细胞上的 TSH 受体而出现胫前黏液性水肿[85]。

## 2.3 甲状腺功能正常甲状腺肿伴胸廓出口综合征

### 2.3.1 Pemberton 征

**临床特征**

　　这一体征是以 Hugh Pemberton 博士名字命名的,他在 1946 年发表于《柳叶刀》上的以"合并甲状腺肿的体征"为题的文章中描述了这一体征。他解释了诱发体征的方法、临床意义及可能的病理生理学机制[86]。

　　诱发这一体征的方法是:甲状腺肿的患者举起手臂,使手臂接触头部两侧,同时让患者将手臂保持在该位置一段时间后,可以发现其面部充血或出现红斑[86]。

**病理生理学**

　　一个病例报道中,颈部的磁共振成像(MRI)被用来阐明 Pemberton 征的潜在机制。在这篇关于胸骨后甲状腺肿患者的报道中提到,在整个过程中没有出现甲状腺位置向颅尾侧明显位移。Pemberton 最初提出的被广为接受的"软木塞效应"与研究中出现的 MRI 改变结果并不一致。作者在临床研究中客观地证实锁骨压迫颈外静脉和锁骨下静脉。然而,由于胸骨后甲状腺肿限制了胸廓入口的大小,因此这种"软木塞效应"可能是对 Pemberton 征更合理的解释[87]。

### 2.3.2 其他压迫综合征(上腔静脉综合征、膈神经麻痹)

**临床特征**

　　上腔静脉(SVC)综合征可发生在大甲状腺肿患者中。纵隔甲状腺肿导致 SVC 综合征的病例报道较多。由于甲状腺肿在纵隔中,体检中有时可能摸不到甲状腺肿[88-90]。

据报道,胸骨后甲状腺肿大经常可以压迫单侧或双侧膈神经,引起临床上显著的呼吸困难[91,92]。在最近50例胸骨后甲状腺肿的大型系列研究中发现,神经压迫综合征在临床并发症方面仅次于气管压迫[93]。

## 病理生理学

胸骨后甲状腺肿块压迫头臂部血管引起SVC综合征。锁骨下静脉、腋下静脉和颈静脉的同侧扩张是由头臂静脉回流受损所致[90]。

膈神经向膈肌提供运动神经支配,来源于第3、第4和第5颈神经,从颈部下降进入胸腔时,膈神经通过前斜角肌的前面[94,95]。膈神经在胸内或颈部过程中受到外源性压迫会导致呼吸困难[92](表2.4)。

---

### ☀ 病理生理学扩展

**结节性甲状腺肿形成的发病机制[98]**

● 营养性碘缺乏、甲状腺激素,甚至自身免疫性甲状腺疾病都可以对甲状腺滤泡细胞产生损害,导致甲状腺激素合成减少。

● 作为对活化的甲状腺激素减少的反应,中枢促甲状腺激素的负反馈抑制减少,导致甲状腺滤泡细胞在促甲状腺激素的刺激增加。甲状腺滤泡细胞增生和由于细胞高代谢而产生的过氧化氢会增加基因突变的风险。同时,由于高复制率缩短修复可能突变的时间,导致脱氧核糖核酸(DNA)转录和翻译出现没有修复的错误。

● 如果一些DNA错误(功能获得性突变)涉及甲状腺滤泡细胞内TSH受体后的环磷酸腺苷通路上的因子的表达,有可能进一步促进过度克隆增殖。

● 持续的克隆扩增又可以导致新的DNA突变,这可能形成"热"或"冷"的甲状腺结节[98]。

---

表2.4 世界卫生组织(WHO)甲状腺肿临床分级的改良

| 级别 | 体征 |
| --- | --- |
| 0级 | 甲状腺肿不可见或不可触及[96,97] |
| 1级 | 甲状腺肿在颈部正常位置不可见,但可触及。吞咽时可触及甲状腺肿[96,97] |
| 2级 | 可见和可触及甲状腺肿[96,97] |

Adapted from references Lewinski[96] and Abuye[97].

> ### 💡 临床查房时可能出现的问题
>
> **什么是 Riedel 甲状腺炎?**
>
> 　　这是一种罕见的甲状腺纤维硬化性疾病,特征是甲状腺呈"石硬"状。甲状腺周围颈部组织受压导致噪音改变(喉返神经受压)和其他压迫性症状,如吞咽困难和呼吸困难[99]。Riedel 甲状腺炎现在被认为是 IgG4 相关的系统性疾病(IgG4-RSD)的甲状腺表现[100]。淋巴浆细胞浸润和血清 IgG4(免疫球蛋白 G4)升高是本病的特征,但 IgG4-RSD 的病因尚不清楚。据报道,Riedel 甲状腺炎患者中还有唾液腺、肝胆系统和后腹膜器官等甲状腺外受累的情况[101]。
>
> **甲状腺肿大如何导致 Horner 综合征(图 2.3)?**

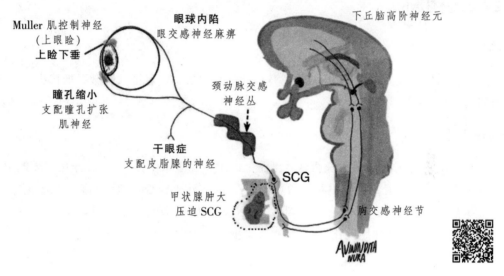

**图 2.3**　甲状腺肿大引起 Horner 综合征的发病机制。Horner 综合征的典型表现为上睑下垂、瞳孔缩小和眼球内陷。颈上神经节(SCG)作为高阶神经元的中继中心,可以投射出节后神经元,这些神经元最终会终止于眼眶和头颈部皮肤[102,103]。SCG 位于甲状腺附近,在甲状腺明显肿大的情况下,可以从外部压迫 SCG[104]。压迫 SCG 的甲状腺肿大可损害皮肤中 Muller 肌、瞳孔扩张肌和皮脂腺的远端神经支配。供应 Muller 肌的运动神经元也参与其中,导致上睑下垂、瞳孔缩小是因为交感神经支配的瞳孔扩张肌受损所致。而眼球内陷是因为眼交感神经麻痹所致[102]。(Redrawn and modified from Kanagalingam et al.[103])

## 2.4 甲状腺激素抵抗

### 2.4.1 甲状腺肿

#### 临床特征

甲状腺肿在甲状腺激素抵抗综合征患者中非常常见,这是一种组织器官对循环甲状腺激素不敏感的状态,据报道,甲状腺肿在甲状腺激素不敏感患者中的阳性率为66%~95%[105]。

#### 病理生理学

在甲状腺激素抵抗的情况下,垂体促甲状腺素细胞对甲状腺激素不敏感而引起其负反馈抑制受损,而甲状腺细胞在升高的 TSH 作用下增生,导致甲状腺肿大[106]。

### 2.4.2 身材矮小

#### 临床特征

在美国国立卫生研究院的一项前瞻性研究中,包括 104 名甲状腺激素抵抗患者,18%的患者身材矮小[107]。

#### 病理生理学

• T3 作用于骨骺端的生长板软骨细胞上的甲状腺激素受体,并在其分化和成熟中起关键作用[108]。由于软骨细胞对甲状腺激素抵抗,因此导致生长板增殖区和肥大区变薄[109]。

• T3 增强生长板中 IGF-1 的局部生成[108](见第 1.5.1 节),由于对甲状腺激素抵抗,导致 T3 对 GH-IGF1 轴的作用钝化,使甲状腺激素抵抗患者的纵向生长受损[109]。

---

### 病理生理学扩展

#### 甲状腺激素抵抗

甲状腺激素抵抗(THR)状态是由甲状腺激素受体不同亚型的基因突变引起的[105,110,111]。甲状腺激素受体 α(THRA)和甲状腺激素受体 β(THRB)基因分别编码甲状腺激素受体的 TRα 和 TRβ 亚型[111-113]。

这些受体在不同的组织中有不同的表达,这就解释了 THR 患者缺乏一致的临床发现[113,114]。

垂体或中枢甲状腺激素抵抗是由于垂体促甲状腺激素对循环甲状腺激素的负反馈受损所致。患者在临床上通常表现为甲状腺功能亢进症[115]。相反,全身性甲状腺激素抵抗的患者异质性较大,可以是甲状腺功能正常、甲状腺功能减退症或甲状腺功能亢进症,这取决于主要组织特异性甲状腺激素受体亚型突变的情况[112]。

> 💡 **临床查房时可能出现的问题**
>
> **甲状腺激素抵抗引起的促甲状腺激素分泌过多会导致甲状腺腺瘤或癌症吗?**
>
> 甲状腺激素抵抗患者促甲状腺激素分泌过多会导致甲状腺轻度肿大,但没有证据表明它会增加腺瘤或恶性肿瘤的风险[116]。
>
> **甲状腺激素抵抗综合征的同名词是什么?**
>
> 1967 年,Samuel Refetoff 博士及其同事描述了第一例甲状腺激素抵抗病例[106]。"Refetoff 综合征"首次出现在日本发表的病例报道中[117]。后来的病例报道使用了这个同名术语[118-120]。

## 2.5 甲状腺髓样癌

### 2.5.1 神经内分泌源性面部潮红及其他临床特征

**临床特征**

甲状腺髓样癌患者可出现面部潮红。它被定义为"干性潮红",即相关部位的皮肤不会出汗[121],与更年期的"湿性潮红"不同[122]。

**病理生理学**

甲状腺滤泡旁细胞来源于神经嵴起源的细胞,一般被称为胺前体摄取及脱羧(APUD)细胞。这些神经内分泌细胞可以释放各种胺,包括血清素、组胺、前列腺素和促肾上腺皮质激素等[123]。这些胺引起的皮肤潮红和腹泻等症状分别在第 4.4.1 节和第 4.4.2 节中讨论。

### 2.5.2 颈部结节

**临床特征**

甲状腺髓样癌最常见的临床表现是颈部有肿块或结节,据报道,其发病率为 35%~50%。颈部结节可能是由颈部淋巴结受累或甲状腺结节增大所致,同时,也可以出现颈部受压迫的症状[124]。

**病理生理学**

甲状腺髓样癌的发生是由于滤泡旁细胞的恶性转化[125],这些细胞起源于神经嵴[124]。在基因转录过程中重排的原癌基因突变,导致滤泡旁细胞的克隆增殖[125]。

## 临床查房时可能出现的问题

**甲状腺髓样癌有哪些内分泌疾病[126]?**

- 多发性内分泌肿瘤 2A 型和 2B 型。
- 家族性甲状腺髓样癌(FMTC)。
- 散发性甲状腺髓样癌发生在 40 至 60 岁。遗传性甲状腺髓样癌包括男性 2 型综合征和 FMTC,与散发性甲状腺髓样癌相比,往往在小时候就会出现[127]。

**什么年龄,在哪些特定的遗传性内分泌疾病中应该进行预防性甲状腺全切除术[128]?**

　　如果患者是涉及 RET 基因 634 位置变异的多发性内分泌肿瘤 2A 型或者多发性内分泌肿瘤 2B 型,则应在 5 岁之前进行甲状腺全切除术。

## 参考文献

1. Lane Furdell E. Eponymous, anonymous: queen Anne's sign and the misnaming of a symptom. J Med Biogr. 2007;15:97–101.
2. Feingold KR, Elias PM. Endocrine-skin interactions. Cutaneous manifestations of pituitary disease, thyroid disease, calcium disorders, and diabetes. J Am Acad Dermatol. 1987;17:921–40.
3. van Beek N, Bodó E, Kromminga A, Gáspár E, Meyer K, Zmijewski MA, Slominski A, Wenzel BE, Paus R. Thyroid hormones directly Alter human hair follicle functions: Anagen prolongation and stimulation of both hair matrix keratinocyte proliferation and hair pigmentation. J Clin Endocrinol Metab. 2008;93:4381–8.
4. Parrino D, Di Bella S. Hertoghe sign: a hallmark of lepromatous leprosy. QJM Int J Med. 2016;109:497.
5. Kumar A, Karthikeyan K. Madarosis: a marker of Many maladies. Int J Trichology. 2012;4:3–18.
6. Ozcan KS, Osmonov D, Erdinler I, et al. Atrioventricular block in patients with thyroid dysfunction: prognosis after treatment with hormone supplementation or antithyroid medication. J Cardiol. 2012;60:327–32.
7. Dillmann W h. Cellular action of thyroid hormone on the heart. Thyroid. 2002;12:447–52.
8. Sun Z-Q, Ojamaa K, Nakamura TY, Artman M, Klein I, Coetzee WA. Thyroid hormone increases pacemaker activity in rat neonatal atrial Myocytes. J Mol Cell Cardiol. 2001;33:811–24.
9. Kabadi UM, Kumar SP. Pericardial effusion in primary hypothyroidism. Am Heart J. 1990;120:1393–5.
10. Apaydin M, Beysel S, Demirci T, Caliskan M, Kizilgul M, Ozcelik O, Cakal E, Delibasi T. A case of primary hypothyroidism initially presenting with massive pericardial effusion. J Clin Transl Endocrinol Case Rep. 2016;2:1–2.
11. Wong CL, Holroyd-Leduc J, Straus SE. Does this patient have a pleural effusion? JAMA. 2009;301:309–17.
12. Stolz L, Valenzuela J, Situ-LaCasse E, Stolz U, Hawbaker N, Thompson M, Adhikari S. Clinical and historical features of emergency department patients with pericardial effusions. World J Emerg Med. 2017;8:29–33.
13. Malahfji M, Arain S. Reversed Pulsus Paradoxus in right ventricular failure. Methodist Debakey Cardiovasc J. 2018;14:298–300.
14. Parving H-H, Hansen JM, Nielsen SL, Rossing N, Munck O, Lassen NA. Mechanisms of edema formation in myxedema — increased protein extravasation and relatively slow lymphatic drainage. N Engl J Med. 1979;301:460–5.
15. Rothschild MA, Bauman A, Yalow RS, Berson SA. Tissue distribution of I131 labeled human serum albumin following intravenous administration. J Clin Invest. 1955;34:1354–8.
16. Safer JD. Thyroid hormone action on skin. Dermatoendocrinol. 2011;3:211–5.

17. Keen MA, Hassan I, Bhat MH. A clinical study of the cutaneous manifestations of hypothyroidism in Kashmir Valley. Indian J Dermatol. 2013;58:326.

18. Indra R, Patil SS, Joshi R, Pai M, Kalantri SP. Accuracy of physical examination in the diagnosis of hypothyroidism: a cross-sectional, double-blind study. J Postgrad Med. 2004;50:7–11.

19. Heymann WR. Cutaneous manifestations of thyroid disease. J Am Acad Dermatol. 1992;26:885–902.

20. Ai J, Leonhardt JM, Heymann WR. Autoimmune thyroid diseases: etiology, pathogenesis, and dermatologic manifestations. J Am Acad Dermatol. 2003;48:641–62.

21. Loevy HT, Aduss H, Rosenthal IM. Tooth eruption and craniofacial development in congenital hypothyroidism: report of case. J Am Dent Assoc. 1987;115:429–31.

22. Murthy P, Laing MR. Macroglossia. BMJ. 1994;309:1386–7.

23. Melville JC, Menegotto KD, Woernley TC, Maida BD, Alava I. Unusual case of a massive Macroglossia secondary to myxedema: a case report and literature review. J Oral Maxillofac Surg. 2018;76:119–27.

24. Sosnay PR, Kim S. Images in clinical medicine. Hypothyroid-induced hyporeflexia N Engl J Med. 2006;354:e27.

25. Burkholder DB, Klaas JP, Kumar N, Boes CJ. The origin of Woltman's sign of myxoedema. J Clin Neurosci. 2013;20:1204–6.

26. Houston CS. The diagnostic importance of the myxoedema reflex (Woltman's sign). Can Med Assoc J. 1958;78:108–12.

27. Krishnamurthy A, Vishnu VY, Hamide A. Clinical signs in hypothyroidism—myoedema and Woltman sign. QJM Int J Med. 2018;111:193.

28. Bloise FF, Cordeiro A, Ortiga-Carvalho TM. Role of thyroid hormone in skeletal muscle physiology. J Endocrinol. 2018;236:R57–68.

29. Madariaga MG. Polymyositis-like syndrome in hypothyroidism: review of cases reported over the past twenty-five years. Thyroid Off J Am Thyroid Assoc. 2002;12:331–6.

30. Duyff RF, Van den Bosch J, Laman DM, van Loon BJ, Linssen WH. Neuromuscular findings in thyroid dysfunction: a prospective clinical and electrodiagnostic study. J Neurol Neurosurg Psychiatry. 2000;68:750–5.

31. Klein I, Parker M, Shebert R, Ayyar DR, Levey GS. Hypothyroidism presenting as muscle stiffness and pseudohypertrophy: Hoffmann's syndrome. Am J Med. 1981;70:891–4.

32. Mangaraj S, Sethy G. Hoffman's syndrome – a rare facet of hypothyroid myopathy. J Neurosci Rural Pract. 2014;5:447–8.

33. Salvatore D, Simonides WS, Dentice M, Zavacki AM, Larsen PR. Thyroid hormones and skeletal muscle — new insights and potential implications. Nat Rev Endocrinol. 2014;10:206–14.

34. Honbo KS, van Herle AJ, Kellett KA. Serum prolactin levels in untreated primary hypothyroidism. Am J Med. 1978;64:782–7.

35. Ansari MS, Almalki MH. Primary hypothyroidism with markedly high prolactin. Front Endocrinol. 2016; https://doi.org/10.3389/fendo.2016.00035.

36. Johnston PC, Ellis PK, Hunter SJ. Thyrotroph hyperplasia. Postgrad Med J. 2014;90:56–7.

37. Kocova M, Netkov S, Sukarova-Angelovska E. Pituitary Pseudotumor with unusual presentation reversed shortly after the introduction of Thyroxine replacement therapy. J Pediatr Endocrinol Metab. 2011;14:1665–70.

38. Shahbaz A, Aziz K, Umair M, Sachmechi I. Prolonged duration of Hashitoxicosis in a patient with Hashimoto's thyroiditis: a case report and review of literature. Cureus. 2018;10:e2804.

39. Gillespie EF, Smith TJ, Douglas RS. Thyroid eye disease: towards an evidence base for treatment in the 21st century. Curr Neurol Neurosci Rep. 2012;12:318–24.

40. Bahn RS. Graves' Ophthalmopathy. N Engl J Med. 2010;362:726–38.

41. McAlinden C. An overview of thyroid eye disease. Eye Vis. 2014;1:9.

42. Gupta S, Douglas R. The pathophysiology of thyroid eye disease (TED): implications for immunotherapy. Curr Opin Ophthalmol. 2011;22:385–90.

43. Douglas RS, Kahaly GJ, Patel A, et al. Teprotumumab for the treatment of active thyroid eye disease. N Engl J Med. 2020;382:341–52.

44. Smith TJ. Potential role for bone marrow-derived fibrocytes in the orbital fibroblast heterogeneity associated with thyroid-associated ophthalmopathy. Clin Exp Immunol. 2010;162:24–31.

45. Mallika P, Tan A, Aziz S, Alwi SS, Chong M, Vanitha R, Intan G. Thyroid associated Ophthalmopathy – a review. Malays Fam Physician Off J Acad Fam Physicians Malays. 2009;4:8–14.

46. Urrets-Zavalía JA, Espósito E, Garay I, Monti R, Ruiz-Lascano A, Correa L, Serra HM, Grzybowski A. The eye and the skin in endocrine metabolic diseases. Clin Dermatol.

2016;34:151–65.

47. Khatavi F, Nasrollahi K, Zandi A, Panahi M, Mortazavi M, Pourazizi M, Ranjbar-Omidi B. A promising modified procedure for upper eyelid retraction-associated graves' Ophthalmopathy: Transconjunctival lateral Levator Aponeurectomy. Med Hypothesis Discov Innov Ophthalmol. 2017;6:44–8.

48. Bartley GB. The differential diagnosis and classification of eyelid retraction. Trans Am Ophthalmol Soc. 1995;93:371–89.

49. Kishimoto I, Chuyen NTH, Okamoto H. Annularly arranged nodular pretibial myxedema after 7-year treatment of graves' disease. J Dermatol. 2018;45:110–1.

50. Sendhil Kumaran M, Dutta P, Sakia U, Dogra S. Long-term follow-up and epidemiological trends in patients with pretibial myxedema: an 11-year study from a tertiary care center in northern India. Int J Dermatol. 2015;54:e280–6.

51. di Meo N, Nan K, Noal C, Trevisini S, Fadel M, Damiani G, Vichi S, Trevisan G. Polypoid and fungating form of elephantiasic pretibial myxedema with involvement of the hands. Int J Dermatol. 2016;55:e413–5.

52. Chang TC, Kao SC, Huang KM. Octreotide and graves' ophthalmopathy and pretibial myxoedema. BMJ. 1992;304:158.

53. Girgis CM, Champion BL, Wall JR. Current concepts in graves' disease. Ther Adv Endocrinol Metab. 2011;2:135–44.

54. Jabbour SA. Cutaneous manifestations of endocrine disorders: a guide for dermatologists. Am J Clin Dermatol. 2003;4:315–31.

55. Serrao R, Zirwas M, English JC. Palmar erythema. Am J Clin Dermatol. 2007;8:347–56.

56. Ruggeri RM, Imbesi S, Saitta S, Campennì A, Cannavò S, Trimarchi F, Gangemi S. Chronic idiopathic urticaria and graves' disease. J Endocrinol Investig. 2013;36:531–6.

57. Casadio R, Santi V, Mirici-Cappa F, Magini G, Cacciari M, Bernardi M, Trevisani F. Telangiectasia as a presenting sign of graves' disease. Horm Res. 2008;69:189–92.

58. Gul M, Katz J, Chaudhry AA, Hannah-Shmouni F, Skarulis M, Cochran CS. Rheumatologic and imaging manifestations of thyroid Acropachy. Arthritis Rheumatol. 2016;68:1636.

59. Fatourechi V. Thyroid dermopathy and acropachy. Best Pract Res Clin Endocrinol Metab. 2012;26:553–65.

60. Fatourechi V, Ahmed DDF, Schwartz KM. Thyroid Acropachy: report of 40 patients treated at a single institution in a 26-year period. J Clin Endocrinol Metab. 2002;87:5435–41.

61. Luria MN, Asper SPJR. Onycholysis in hyperthyroidism. Ann Intern Med. 1958;49:102–8.

62. Atia A, Johnson B, Abdelmalak H, Sinnott B. Visual Vignette. Endocr Pract. 2008;14:132.

63. Ghayee HK, Mattern JQA, Cooper DS. Dirty nails. J Clin Endocrinol Metab. 2005;90:2428.

64. Joshi KK, de Bock M, Choong CC. Graves' disease presenting as life-threatening hypokalaemic periodic paralysis. J Paediatr Child Health. 2017;54:443–5.

65. Falhammar H, Thorén M, Calissendorff J. Thyrotoxic periodic paralysis: clinical and molecular aspects. Endocrine. 2013;43:274–84.

66. Sonkar SK, Kumar S, Singh NK. Thyrotoxic hypokalemic periodic paralysis. Indian J Crit Care Med. 2018;22:378.

67. Rhee EP, Scott JA, Dighe AS. Case records of the Massachusetts General Hospital. Case 4-2012. A 37-year-old man with muscle pain, weakness, and weight loss. N Engl J Med. 2012;366:553–60.

68. Williams E, Chillag S, Rizvi A. Thyroid Bruit and the Underlying 'Inferno. Am J Med. 2014;127:489–90.

69. Rich K. Carotid bruit: A review. J Vasc Nurs. 2015;33:26–7.

70. Bindra A, Braunstein GD. Thyroiditis. Am Fam Physician. 2006;73:1769–76.

71. Panagoulis C, Halapas A, Chariatis E, Driva P, Matsakas E. Hyperthyroidism and the heart. Hell J Cardiol HJC Hell Kardiologike Epitheorese. 2008;49:169–75.

72. Taggar JS, Coleman T, Lewis S, Heneghan C, Jones M. Accuracy of methods for detecting an irregular pulse and suspected atrial fibrillation: a systematic review and meta-analysis. Eur J Prev Cardiol. 2016;23:1330–8.

73. Ertek S, Cicero AF. Hyperthyroidism and cardiovascular complications: a narrative review on the basis of pathophysiology. Arch Med Sci AMS. 2013;9:944–52.

74. Almeida NAS, Cordeiro A, Machado DS, Souza LL, Ortiga-Carvalho TM, Campos-de-Carvalho AC, Wondisford FE, Pazos-Moura CC. Connexin40 messenger ribonucleic acid is positively regulated by thyroid hormone (TH) acting in cardiac atria via the TH receptor. Endocrinology. 2009;150:546–54.

75. Cacciatori V, Bellavere F, Pezzarossa A, Dellera A, Gemma ML, Thomaseth K, Castello R, Moghetti P, Muggeo M. Power spectral analysis of heart rate in hyperthyroidism. J Clin

Endocrinol Metab. 1996;81:2828–35.

76. Chan WB, Yeung VTF, Chow CC, So WY, Cockram CS. Gynaecomastia as a presenting feature of thyrotoxicosis. Postgrad Med J. 1999;75:229–31.

77. Kumar KVSH, Kumar A, Bansal R, Kalia R. Bilateral gynecomastia: a rare presentation of thyrotoxicosis. Indian J Endocrinol Metab. 2013;17:357–8.

78. Choong K, Safer J. Graves disease and gynecomastia in 2 roommates. Endocr Pract. 2011;17:647–50.

79. Ohta T, Nishioka M, Nakata N, Fukuda K, Shirakawa T. Significance of perithyroidal lymph nodes in benign thyroid diseases. J Med Ultrason. 2018;45:81–7.

80. Hadjkacem F, Ghorbel D, Mnif F, Elfekih H, Rekik N, Mrabet H, Ammar M, Charfi N, Abid M. Lymphoid hyperplasia in graves. 2017; https://doi.org/10.1530/endoabs.49.EP1349.

81. Kim MJ, Cho SW, Choi S, Ju DL, Park DJ, Park YJ. Changes in body compositions and basal metabolic rates during treatment of graves' disease. Int J Endocrinol. 2018; https://doi.org/10.1155/2018/9863050.

82. Porter C. Quantification of UCP1 function in human brown adipose tissue. Adipocytes. 2017;6:167–74.

83. Carvalho DP, Dupuy C. Thyroid hormone biosynthesis and release. Mol Cell Endocrinol. 2017;458:6–15.

84. Takasu N, Nakachi K, Higa H. Development of graves' hyperthyroidism caused an adrenal crisis in a patient with previously unrecognized non-classical 21-hydroxylase deficiency. Intern Med Tokyo Jpn. 2010;49:1395–400.

85. Daumerie C, Ludgate M, Costagliola S, Many MC. Evidence for thyrotropin receptor immunoreactivity in pretibial connective tissue from patients with thyroid-associated dermopathy. Eur J Endocrinol. 2002;146:35–8.

86. Pemberton HS. Sign of submerged goitre. Lancet. 1946;248:509.

87. De Filippis EA, Sabet A, Sun MRM, Garber JR. Pemberton's sign: explained nearly 70 years later. J Clin Endocrinol Metab. 2014;99:1949–54.

88. Katoh H, Enomoto T, Watanabe M. Superior vena cava syndrome due to mediastinal adenomatous goitre. BMJ Case Rep. 2015;2015:bcr2015210634.

89. Cakir E. Superior vena cava syndrome due to enlarged thyroid gland. 2013; https://doi.org/10.1530/endoabs.32.P1063.

90. Marcelino M, Nobre E, Conceição J, Lopes L, Vilar H, de Castro JJ. Superior vena cava syndrome and substernal goiter. Thyroid. 2010;20:235–6.

91. Manning PB, Thompson NW. Bilateral phrenic nerve palsy associated with benign thyroid goiter. Acta Chir Scand. 1989;155:429–31.

92. van Doorn LG, Kranendonk SE. Partial unilateral phrenic nerve paralysis caused by a large intrathoracic goitre. Neth J Med. 1996;48:216–9.

93. Benbakh M, Abou-elfadl M, Rouadi S, Abada R-L, Roubal M, Mahtar M. Substernal goiter: experience with 50 cases. Eur Ann Otorhinolaryngol Head Neck Dis. 2016;133:19–22.

94. Hakeem AH, Hakeem IH, Wani FJ. Phrenic nerve palsy as initial presentation of large retrosternal goitre. Indian J Surg Oncol. 2016;7:460–3.

95. Jiang S, Xu W-D, Shen Y-D, Xu J-G, Gu Y-D. An anatomical study of the full-length phrenic nerve and its blood supply: clinical implications for endoscopic dissection. Anat Sci Int. 2011;86:225–31.

96. Lewinski A. The problem of goitre with particular consideration of goitre resulting from iodine deficiency (I): classification, diagnostics and treatment. Neuro Endocrinol Lett. 2002;23:351–5.

97. Abuye C, Berhane Y, Akalu G, Getahun Z, Ersumo T. Prevalence of goiter in children 6 to 12 years of age in Ethiopia. Food Nutr Bull. 2007;28:391–8.

98. Paschke R. Molecular pathogenesis of nodular goiter. Langenbeck's Arch Surg. 2011;396:1127–36.

99. Falhammar H, Juhlin CC, Barner C, Catrina S-B, Karefylakis C, Calissendorff J. Riedel's thyroiditis: clinical presentation, treatment and outcomes. Endocrine. 2018;60:185–92.

100. Dahlgren M, Khosroshahi A, Nielsen GP, Deshpande V, Stone JH. Riedel's thyroiditis and multifocal Fibrosclerosis are part of the IgG4-related systemic disease spectrum. Arthritis Care Res. 2010;62:1312–8.

101. Soh S-B, Pham A, O'Hehir RE, Cherk M, Topliss DJ. Novel use of rituximab in a case of Riedel's thyroiditis refractory to glucocorticoids and Tamoxifen. J Clin Endocrinol Metab. 2013;98:3543–9.

102. Amonoo-Kuofi HS. Horner's syndrome revisited: with an update of the central pathway. Clin Anat N Y N. 1999;12:345–61.

103. Kanagalingam S, Miller NR. Horner syndrome: clinical perspectives. Eye Brain. 2015;7:35–46.

104. Leuchter I, Becker M, Mickel R, Dulguerov P. Horner's syndrome and thyroid neoplasms. ORL J Oto-Rhino-Laryngol Its Relat Spec. 2002;64:49–52.

105. Weiss RE, Dumitrescu A, Refetoff S. Approach to the patient with resistance to thyroid hormone and pregnancy. J Clin Endocrinol Metab. 2010;95:3094–102.

106. Refetoff S, Dewind LT, Degroot LJ. Familial syndrome combining deaf-Mutism, stippled epiphyses, goiter and abnormally high PBI: possible target organ refractoriness to thyroid hormone. J Clin Endocrinol Metab. 1967;27:279–94.

107. Brucker-Davis F, Skarulis MC, Grace MB, Benichou J, Hauser P, Wiggs E, Weintraub BD. Genetic and clinical features of 42 kindreds with resistance to thyroid hormone. The National Institutes of Health prospective study. Ann Intern Med. 1995;123:572–83.

108. Kim H-Y, Mohan S. Role and mechanisms of actions of thyroid hormone on the skeletal development. Bone Res. 2013;1:146–61.

109. Nilsson O, Marino R, De Luca F, Phillip M, Baron J. Endocrine regulation of the growth plate. Horm Res. 2005;64:157–65.

110. Tylki-Szymańska A, Acuna-Hidalgo R, Krajewska-Walasek M, et al. Thyroid hormone resistance syndrome due to mutations in the thyroid hormone receptor α gene (THRA). J Med Genet. 2015;52:312–6.

111. Rivas AM, Lado-Abeal J. Thyroid hormone resistance and its management. Proc Bayl Univ Med Cent. 2016;29:209–11.

112. Moran C, Chatterjee K. Resistance to thyroid hormone due to defective thyroid receptor alpha. Best Pract Res Clin Endocrinol Metab. 2015;29:647–57.

113. Moran C, Agostini M, Visser WE, et al. Resistance to thyroid hormone due to a mutation in thyroid hormone receptor α1 and the α2 variant protein. Lancet Diabetes Endocrinol. 2014;2:619–26.

114. Lee JH, Kim EY. Resistance to thyroid hormone due to a novel mutation of thyroid hormone receptor beta gene. Ann Pediatr Endocrinol Metab. 2014;19:229–31.

115. Agrawal NK, Goyal R, Rastogi A, Naik D, Singh SK. Thyroid hormone resistance. Postgrad Med J. 2008;84:473–7.

116. Weiss RE, Refetoff S. Treatment of resistance to thyroid hormone—Primum non Nocere. J Clin Endocrinol Metab. 1999;84:401–4.

117. Yamada K, Takamatsu J, Takeda K, Sakane S, Hishitani Y. Generalized resistance to thyroid hormone (Refetoff syndrome) associated with abnormal secretion of growth hormone and prolactin: a case report. Nihon Naika Gakkai Zasshi J Jpn Soc Intern Med. 1988;77:1556–60.

118. Inada S, Iwasaki Y, Tugita M, Hashimoto K. Thyroid hormone resistance (Refetoff syndrome) incidentally found in a patient with primary hyperparathyroidism. Nihon Naika Gakkai Zasshi J Jpn Soc Intern Med. 2007;96:1706–8.

119. Sambalingam D, Rao KJ. Neonatal "resistance to thyroid hormone (refetoff syndrome)" with novel THRB mutation. J Clin Neonatal. 2017;6:273.

120. Alberto G, Novi RF, Scalabrino E, Trombetta A, Seardo MA, Maurino M, Brossa C. Atrial fibrillation and mitral prolapse in a subject affected by Refetoff syndrome. Minerva Cardioangiol. 2002;50:157–60.

121. Rastogi V, Singh D, Mazza JJ, Parajuli D, Yale SH. Flushing disorders associated with gastrointestinal symptoms: part 1, neuroendocrine tumors, mast cell disorders and Hyperbasophila. Clin Med Res. 2018;16:16–28.

122. Sturdee DW, Hunter MS, Maki PM, Gupta P, Sassarini J, Stevenson JC, Lumsden MA. The menopausal hot flush: a review. Climacteric. 2017;20:296–305.

123. Cai S, Deng H, Chen Y, Wu X, Guan X. Treatment of medullary thyroid carcinoma with apatinib: a case report and literature review. Medicine (Baltimore). 2017;96:e8704.

124. Roy M, Chen H, Sippel RS. Current understanding and Management of Medullary Thyroid Cancer. Oncologist. 2013;18:1093–100.

125. Lin S-F, Lin J-D, Hsueh C, Chou T-C, Wong RJ. Activity of roniciclib in medullary thyroid cancer. Oncotarget. 2018;9:28030–41.

126. A T, F S, G P, M B. Genetic alterations in medullary thyroid Cancer: diagnostic and prognostic markers. Curr Genomics. 2011;12:618–25.

127. Wells SA, Asa SL, Dralle H, et al. Revised American Thyroid Association guidelines for the management of medullary thyroid carcinoma. Thyroid Off J Am Thyroid Assoc. 2015;25:567–610.

128. American Thyroid Association Guidelines Task Force, Kloos RT, Eng C, et al. Medullary thyroid cancer: management guidelines of the American Thyroid Association. Thyroid Off J Am Thyroid Assoc. 2009;19:565–612.

第**3**章

# 肾上腺疾病

**学习目标**

在本章结束时,你将能够重点学到以下的内容:

1.了解肾素–血管紧张素–醛固酮(RAA)轴及正、负反馈调节机制。

2.了解醛固酮的靶向效应以及 RAA 异常后导致特定的临床症状。

3.认识皮质醇在儿茶酚胺代谢中的作用。

4.了解儿茶酚胺对心血管的影响。

5.认识糖皮质激素抵抗状态的遗传基础,并了解其临床表现的病理生理学。

## 3.1 原发性肾上腺皮质功能不全

### 3.1.1 直立性低血压

**临床特征**

原发性肾上腺皮质功能不全(Addison 病)患者可能出现直立性低血压[1]。直立性低血压可以通过从仰卧位变为半卧位或站立位时,血压随之下降来确定[2]。

**病理生理学**

1.自身免疫介导的肾上腺皮质破坏导致维持水钠平衡所需的盐皮质激素减少[3](见图 3.1)。

2.迄今为止,只有一项研究探讨肾上腺髓质素在原发性肾上腺皮质功能不全患者中的作用。肾上腺髓质素(AM)是一种新型的降压肽,在确诊为原发性肾上腺皮质功能不全的患者中含量很高。然而,原发性肾上腺皮质功能不全患者的收缩压与血浆 AM 水平之间的相关性较弱($r=0.458$;$P=0.048$)。因此,作者无法解释原发性肾上腺皮质功能不全患者 AM 高水平的确切机制[4]。

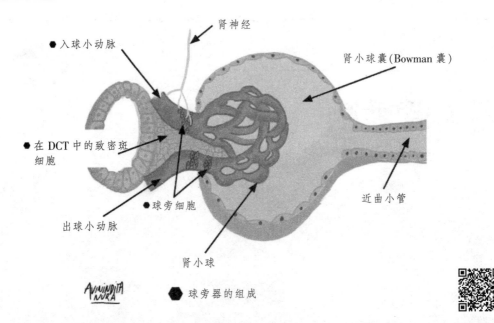

图 3.1   肾球旁的组成。触发肾素分泌的因素包括致密斑细胞(位于 DCT 中)的低钠负荷、肾神经对入球小动脉的球旁细胞的肾上腺素能神经的刺激以及肾小球入球小动脉张力的降低。肾素是肾素-血管紧张素-醛固酮系统(RAAS)中的限速酶,对维持血管内容量和血压至关重要[7]。肾素的释放也分别由 AT II 对集合小管和球旁细胞的作用介导的长和短负反馈环控制[9]。(Redrawn and modified from Alessandro et al.[9])

3.糖皮质激素可以通过多种机制维持血管张力,其可增强儿茶酚胺对血管 $\alpha_1$ 受体的收缩作用,同时,糖皮质激素可以刺激血管肾上腺素能受体密度的增加[5]。

4.与糖皮质激素对肾上腺素能受体的作用类似,血管紧张素 II 的血管受体也被糖皮质激素上调[5]。

5.糖皮质激素增加血管紧张素原(血管紧张素 II 的前体)的表达[5]。

### ☀ 病理生理学扩展

#### 肾素释放机制

肾小球旁器是由位于远曲小管(DCT)的致密斑细胞、肾小球旁细胞(存在于整个肾小球血管系统中,但在入球动脉中更为突出)和肾小球入球小动脉组成[6]。见图 3.1。

肾素,一种从肾小球旁细胞释放的酶,引发一系列反应,最终形成血管紧张素 II (AT II )[7]。

• 致密斑细胞(一组位于远曲小管中的 15~20 个细胞)可以感受到氯化钠负荷的变化,然后通过一些信号介质影响肾小球旁细胞(JGC),最终释放肾素。高钠负荷抑制肾小球旁细胞的肾素释放,而低钠负荷则相反[8]。而肾小球旁细胞中的 β-肾上腺素能交感神经的激活也能促进肾素释放[8]。

- 入球小动脉的血压变化也控制着 JGC 中肾素的释放。入球小动脉壁的压力增加肾素释放,这两个作用最终使肾素起到保钠保水的作用,最后维持血容量[8]。
- 分布在肾小球旁细胞的 β-肾上腺素能交感神经激活后,可促进肾素的释放[8]。

### 临床扩展

**盐皮质激素替代治疗的水电解质检测**

原发性肾上腺皮质功能不全患者的治疗需要监测盐皮质激素替代疗法,以预防高血压、水肿和低钾血症,同时希望能维持血浆肾素活性接近正常的上限[10]。

## 3.1.2 色素沉着

### 临床特征

色素沉着是原发性肾上腺皮质功能不全的典型皮肤病特征,包括日光照射区域、先前外伤区域、手掌皱褶、口腔黏膜、结膜和指甲内[11]。

### 病理生理学

1.黑色素生成是由 α-黑素细胞刺激素(MSH)作用于黑素细胞上的 1 型黑素皮质素受体(MC1-R)调控的[12]。

2.ACTH 也可以与黑素细胞上的 MC1-R 受体结合[12]。高水平的 ACTH,如原发性肾上腺皮质功能不全,也会导致皮肤色素沉着。

3.有趣的是,所有 POMC 衍生肽在黑素细胞、成纤维细胞和角质形成细胞上都有受体[12]。

### 病理生理学扩展

黑色素形成的过程(图 3.2)。

### 临床扩展

**Houssay 现象**

Houssay 现象是以诺贝尔奖获得者 Bernardo Houssay 博士的名字命名。它被定义为在全垂体功能低下的情况下,由于皮质醇缺乏引起的严重低血糖。由于关键的升血糖的糖皮质激素的作用丧失,既往糖尿病患者可能经历糖尿病缓解成新发的复发性低血糖[13]。

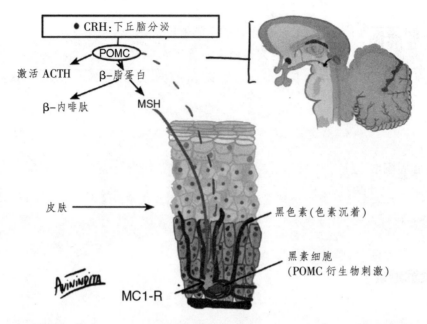

**图 3.2** 黑色素生成-POMC 衍生物在黑素细胞激活中的作用。下丘脑促肾上腺皮质激素释放激素(CRH)对垂体前叶产生前阿片黑皮素(POMC)及其下游产物有刺激作用。促肾上腺皮质激素(ACTH)和 β-脂蛋白来源于 POMC。β-脂蛋白随后被裂解形成 β-内啡肽和黑色素细胞刺激素(MSH)。MSH 与黑素细胞上的同源黑素细胞 1 受体(MC1-R)结合以刺激黑色素生成(实线)。此外,POMC 和 ACTH 都能结合 MC1-R 受体和刺激黑色素生成(虚线)[12]。(Based on Yamamoto et al.[12])

### 💡 临床查房时可能出现的问题

**在凝血障碍的情况下,供给肾上腺的血管会导致血栓吗?**

　　每个肾上腺都只有一条肾上腺静脉，在出现凝血障碍的情况下很容易发生静脉阻塞性疾病。一般左侧肾上腺静脉与膈下静脉汇合,最后流入左肾静脉。而右侧肾上腺静脉直接流入下腔静脉[14,15]。

**原发性肾上腺皮质功能不全的其他临床特征有哪些 (表 3.1)?**

**表 3.1　原发性肾上腺皮质功能不全其他临床特点的机制**

| 临床特点 | 可能的机制 |
| --- | --- |
| 体位性眩晕、低血压、嗜盐和体重减轻 | 盐皮质激素不足 |
| 意识模糊、苍白和发汗 | 低皮质醇血症引起的低血糖[16] |
| 恶心、呕吐和腹部不适 | 病理生理学尚不确定[17] |
| 雄激素依赖性毛发减少(青少年、女性)和性欲下降 | 雄激素缺乏[18] |
| 白癜风 | 自身免疫介导的黑素细胞破坏[18] |

Adapted from Park[16] Mandadi[17] and Auron[18].

## 3.2 原发性醛固酮增多症

### 3.2.1 高血压

**临床特征**

原发性醛固酮增多症是继发性高血压最常见的原因,据报道,占所有高血压患者的 5%~10%,而在顽固性高血压患者中高达 20%[19]是原发性醛固酮增多症[19]。

**病理生理学**

醛固酮促进对阿米洛剂(一种强效保钾排钠的利尿药,留钾排钠不依赖于醛固酮,它作用于肾小管远端)敏感的远端肾小管上皮钠–钾通道的转录和翻译,从而增加水钠潴留(见图 3.3)[20]。

血管内皮细胞上也存在盐皮质激素(醛固酮)受体。醛固酮可以双向调节血管收缩和血管舒张,但其具体的调控机制还有待阐明[20]。然而,醛固酮过量会导致盐皮质激素受体过度激活,出现血管内皮炎症及心肌重塑,这些改变都可以成为发生高血压的主要原因[20]。

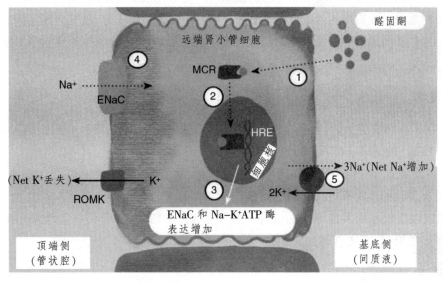

**图 3.3** 醛固酮介导的远端肾小管钠和水的保存。醛固酮是一种脂溶性类固醇激素,通过导管上皮细胞的细胞膜扩散,并与细胞溶质盐皮质激素受体(MCR)结合(步骤 1)。醛固酮与 MCR 形成的复合物被转运到细胞核中,在那里附着在上皮氯化钠(ENaC)通道和钠–腺苷三磷酸酶(Na-K+ATP 酶)泵(步骤 3)转录和翻译所需的激素反应元件(HRE)(步骤 2)上。ENaC 和 Na-K+ATP 酶在收集管和远曲小管滤过性肾钠负荷的钠再吸收中起积极作用。净效应是钠从肾小管细胞的顶端转移到基底外侧(步骤 4 和步骤 5)[19,20]。醛固酮还促进肾髓质外钾(ROMK)通道的表达。顶端膜上 ROMK 通道的插入促进了钾离子和氢离子的流失[21]。(Redrawn and modified from Byrd et al.[19])

> 🔆 **病理生理学扩展**
>
> 醛固酮水钠潴留的机制。

## 3.2.2 肌无力

### 临床特征

原发性醛固酮增多症患者可出现明显的肌无力。有一些病例报道称肌无力是 Conn 综合征的特征[22-24]。

### 病理生理学

醛固酮可以上调肾小管细胞 $K^+$ 通道。这些 $K^+$ 通道参与了 $K^+$ 从导管细胞向肾小管管腔的排出(见图 3.3)。这部分解释了原发性醛固酮增多症患者低钾血症导致肌无力的原因(见图 3.3)[20]。

## 3.2.3 心房颤动

### 临床特征

一般认为原发性醛固酮增多症与心房颤动有一定的关系。然而,关于原发性醛固酮增多症患者心房颤动的发病率的前瞻性研究数据却很少[25]。有学者认为,原发性醛固酮增多症患者发生心房颤动的风险是原发性高血压患者的 12 倍[26]。不规则的脉搏频率和节律是心房颤动的典型临床表现[27]。

### 病理生理学

1.存在于心肌细胞上的盐皮质激素受体被过量的醛固酮激活,导致心肌细胞肥大。左心室肥大导致明显的舒张功能障碍,也易使患者出现心房颤动[25]。

2.盐皮质激素介导的炎症可以诱导心肌纤维化。多发性纤维化灶可以增加心肌回路,从而增加心房颤动的风险[25]。

3.原发性醛固酮增多症导致的低钾血症可使 PR 间期延长(延长心室舒张充盈期),从而损害舒张功能,如上文所述,也可以导致心房颤动[25]。

## 3.2.4 脱水

### 临床特征

原发性醛固酮增多症患者可因出现低渗性多尿和多饮,从而出现脱水[28]。

### 病理生理学

原发性醛固酮增多症可以增加远端肾小管的钾排出[28],而低钾血症促进了肾皮质和髓质内导管细胞水通道蛋白-2(AQP-2)通道的下调,从而导致肾游离水丢失[29]。

低钾血症也可以降低各种细胞内环磷酸腺苷(cAMP)的活性,这是一种重要的第二信使,在导管细胞中具有介导抗利尿激素(ADH)的作用。因此,ADH不能促进AQP-2水通道进入肾小管顶膜。这会导致获得性肾源性尿崩症(另见图1.6)[28]。

### ☀ 临床扩展

**醛固酮增多症的筛查**

1.低钾血症抑制醛固酮分泌;在用醛固酮与肾素比值(ARR)筛查原发性醛固酮增多症之前,钾含量应维持在≥4mmol/L[19]。

2.干扰ARR检测的药物,如盐皮质激素拮抗剂和血管紧张素转换酶(ACE)抑制剂,在初始原发性醛固酮增多症筛查前尽量不要服用。事实上,如果在盐皮质激素拮抗剂或血管紧张素转换酶抑制剂治疗中肾素的分泌被抑制,那么ARR可能会变大。但是必须牢记,停用抗高血压药物有可能带来风险,如高血压控制不良或更糟糕的高血压危象[19]。

### ☀ 病理生理学扩展

**为什么原发性醛固酮增多症患者很少出现外周水肿,尽管过量醛固酮具有水钠潴留作用?**

1.水钠潴留会提高心脏前负荷,并使心房肌细胞伸展,之后导致心房肌细胞释放心钠素,促进肾单位髓质集合管内的钠排泄(肾钠丢失)[30]。

2.由于血浆容量扩张导致肾灌注压升高,可以产生"压力性钠尿症"。在肾小球内滤过压升高的情况下,由于过滤负荷的增加,近曲小管无法重新吸收足够的钠。这导致高肾小管钠负荷输送到远端肾单位,超过醛固酮的钠保存作用而出现高尿钠(见图3.3)[30],这些作用部分矫正了原发性醛固酮增多症产生的水钠潴留。

### 💡 临床查房时可能出现的问题

**什么样的临床特征是原发性醛固酮增多症筛查的指征(表3.2)?**
**假性醛固酮增多症的病因是什么?**

这些内分泌疾病具有原发性醛固酮增多症(高血压和低钾血症)的一些临床特征,但并没有表现出血浆醛固酮与血浆肾素比值升高,假性醛固酮增多症患者的醛固酮和肾素水平均较低[32](表3.3)。

表 3.2 原发性醛固酮增多症的筛查指征

| 内分泌学会筛查建议 |
| --- |
| 血压高于 150/100mmHg(1mmHg=0.133kPa);应在不同的时间分别测量 3 次[31] |
| 3 种或 3 种以上抗高血压药(包括利尿剂)的血压不受控制 Δ[31] |
| 需要 4 种或 4 种以上降压药控制血压 Δ[31] |
| 睡眠呼吸暂停或肾上腺偶发瘤引起的高血压[31] |
| 40 岁以下有早发性高血压或脑卒中家族史的高血压[31] |
| 原发性醛固酮增多症患者的一级高血压亲属[31] |

Δ 提示顽固性高血压。Adapted from Funder et al[31].

表 3.3 假性醛固酮增多症各种病因的机制

| 疾病 | 机制 |
| --- | --- |
| Liddle 综合征 | 阿米洛利编码敏感钠转运体基因发生变异[33] |
| Gordon 综合征 | 远端肾单位噻嗪敏感氯化钠共转运蛋白功能获得性突变。与假性醛固酮增多症的其他原因不同,Gordon 综合征与高钾血症有关,而不是低钾血症[34] |
| 肾上腺类固醇生成缺陷 | 缺乏 11β–羟化酶导致 11–脱氧皮质酮增加(具有内在的盐皮质激素活性)[35] |
| 库欣综合征 | 由于 11β–羟基类固醇脱氢酶 2 饱和,过量的皮质醇与盐皮质激素受体结合(见皮质酮–皮质醇分流,第 1.1.1 节)[36] |
| 表观盐皮质激素过量 | 一种常染色体隐性遗传病,其特征是 11β–羟基类固醇脱氢酶 2 的失活突变(见皮质酮–皮质醇分流,第 1.1.1 节)[37] |
| 过量摄入甘草、葡萄柚或甘草酮 | 11β–羟基类固醇脱氢酶 2 的抑制(见皮质酮–皮质醇分流,第 1.1.1 节)[36] |
| 医源性醛固酮增多 | 皮质类固醇和避孕药[36] |

Adapted from references[33–37].

# 3.3 假性低醛固酮血症

## 3.3.1 危及生命的高钾血症导致心脏停搏

**临床特征**

这种情况下有可能在新生儿时就出现心源性猝死[38,39]。

**病理生理学**

假性低醛固酮血症 1 型(PHA1)是常染色体显性或隐性遗传疾病。盐皮质激素受体(MCR)或对阿米洛剂敏感的远端肾小管上皮钠–钾通道基因的功能缺失突变,可降低醛固酮的靶器官效应。难治性高钾血症可导致高 T 波峰值、宽 QRS 波群、室性心律失常和心脏停搏[38,39]。醛固酮作用受损不仅会导致高钾血症,还会导致低钠血症和代谢性酸中毒[40]（见第 3.2.1 节）。

**低醛固酮血症的临床表现**

脱水、癫痫发作（低钠血症引起）和发育不良[40]。

### 3.3.2 皮肤表现(毛囊炎和特应性皮炎)

**临床特征**

PHA1 患者可出现多种皮肤表现,包括毛囊炎和特应性皮炎[41,42]。

**病理生理学**

上皮性氯化钠通道(ENaC)存在于肾脏以外的多个组织中,包括皮肤组织[43]。最近的一项研究阐明了 ENaC 在调节皮脂腺和皮肤其他小汗腺分泌中的作用。低醛固酮血症不能刺激 ENaC,而降低汗腺中 Na 盐的重吸收,从而导致汗腺导管中积聚浓缩分泌物。这为细菌生长和炎症(毛囊炎)创造了合适的环境[41]。

**临床查房时可能出现的问题**

**什么内分泌疾病容易与 PHA1 混淆?**

PHA1 与新生儿期急性肾上腺皮质危象相似, 然而,PHA1 的新生儿在接受糖皮质激素替代治疗后不会像肾上腺皮质危象患者那样得到改善[39]。

**如何区分肾型(盐皮质激素受体基因突变)PHA1 与全身型(ENaC)?**

基因和汗腺测试[39]。

## 3.4 家族性糖皮质激素缺乏症

### 3.4.1 色素沉着

**临床特征**

色素沉着是家族性糖皮质激素缺乏症(FGD)患者的一种特征性皮肤体征[44-47],治疗后会有所改善[44]。

**病理生理学**

促肾上腺皮质激素(ACTH)刺激皮肤黑素细胞上的黑素皮质素-1受体,可以使黑素细胞增加黑色素生成(色素沉着)(见第3.1.2节)[46]。

---

🫧 **病理生理学扩展**

*FGD 的病理生理学基础*

- FGD 的发生是由于外周靶组织对 ACTH 的刺激抵抗[46],一般认为是由于黑素皮质素-2受体(MC2R)的基因位点突变[44]。
- ACTH 不能与肾上腺皮质的同源受体(MC2R)结合,导致肾上腺皮质的糖皮质激素和雄激素产生区域萎缩。在低皮质醇血症的情况下,ACTH 产生负反馈抑制的丧失促进过量的 ACTH 产生[45]。
- 盐皮质激素的作用在 FGD 中得以保留,因为肾小球旁器中的肾素-血管紧张素-醛固酮系统不受循环 ACTH 水平的直接影响[45,46]。

---

## 3.4.2 低血糖

**临床特征**

FGD 患者可出现反复低血糖[45,48]。据报道,FGD 患者可以出现与低血糖相关的癫痫发作[49],严重损伤患者的智力[46]。低血糖可以通过 Whipple 三联征诊断,即发作时血糖低于2.8mmol/L、交感神经兴奋和中枢神经系统功能障碍的表现,给予葡萄糖(口服或肠内)后可以迅速缓解有关的症状[50]。

**病理生理学**

皮质醇是葡萄糖代谢中一种重要的升糖激素,缺乏皮质醇会使患者易发生临床意义上的低血糖[44]。

---

 **临床查房时可能出现的问题**

**什么是全身糖皮质激素抵抗(GGR)?**

GGR 是由于全身组织的糖皮质激素受体基因突变,导致靶组织对循环皮质醇的反应性降低[51]。它的特点是全身组织对皮质醇的作用产生部分抵抗[52]。

**全身糖皮质激素抵抗(Chrousos 综合征)的临床效果如何?**

由于垂体对循环皮质醇部分不敏感,促肾上腺皮质激素(ACTH)产生的负反馈抑制受损。过量的促肾上腺皮质激素对环状带和网状带的刺激增强,这分别导致过量的糖皮质激素和雄激素的产生[53],也可以导致过量的脱氧皮质酮和皮质酮生成,出现高血压和低钾血症。但是血液中的醛固酮水平正常。过量的雄激素会导致女性男性化[52]，而在男性中，雄激素过量可能导致早期生长加速和肌肉发育，随后导致骨骺早期闭合和最终身材矮小[54]（图 3.4）。

## 3.5 嗜铬细胞瘤和其他副神经节瘤综合征

### 3.5.1 高血压

**临床特征**

高血压是嗜铬细胞瘤最常见的表现，占该病患者人群的 80%~90%。高血压可能是阵发性的，也可能是持续性的，但是血压正常也可能见于一小部分患者[55]。最近的证据表明，嗜铬细胞瘤和副神经节瘤综合征（PPGL）占门诊中所有高血压病例的 0.2%~0.6%[56]。

**病理生理学**

儿茶酚胺对心血管的组织器官上的肾上腺素能和多巴胺能受体的直接影响是 PPGL 患者高血压的原因[55]。儿茶酚胺的各种心血管效应见表 3.4。

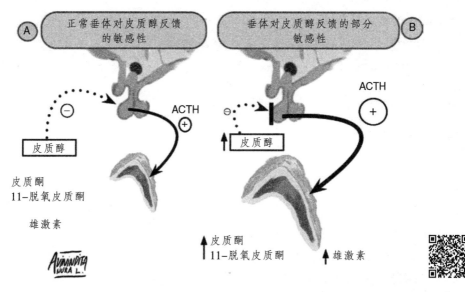

**图 3.4**　部分组织对皮质醇不敏感（Chrousos 综合征）。在正常生理学中，垂体 ACTH 分泌受到肾上腺源性皮质醇的负反馈控制（A）[51]。部分垂体对循环皮质醇水平不敏感，导致促肾上腺皮质激素生成增加，最终使肾上腺皮质增生[52]。这解释了雄激素、皮质醇和盐皮质激素（11-脱氧皮质酮和皮质酮）产量的增加（B）[53,54]。（Redrawn and modified from Chrousos et al.[54]）

**表 3.4　儿茶酚胺的位置及其对心脏的影响**

| 肾上腺素能受体(位置) | 心脏的特殊效应 |
| --- | --- |
| α₁ 肾上腺素能受体(动脉和静脉平滑肌) | 通过血管收缩和正性肌力作用增加全身血压[55] |
| α₂ 肾上腺素能受体(交感神经节和平滑肌上的突触前表面) | 动脉血管扩张[55] |
| β₁ 肾上腺素能受体(心肌细胞) | 肾上腺素和去甲肾上腺素直接刺激下的正性肌力作用[55] |
|  | 通过刺激心脏起搏器细胞产生的正性变时效应[55] |
|  | 在儿茶酚胺的刺激下,存在于肾脏肾小球旁细胞的受体释放肾素,导致肾素-血管紧张素-醛固酮轴的激活[55] |
| β₂ 肾上腺素能受体(平滑肌和交感神经节) | 肌肉动脉血管扩张 |
|  | 诱导交感神经节释放更多地去甲肾上腺素[55] |
| D₁ 多巴胺能受体(肾血管)⊕ | 刺激导致肾动脉血管扩张[55] |
| D₂ 多巴胺能受体(突触前)⊕ | 通过抑制交感神经末梢的去甲肾上腺素分泌产生的负性肌力作用[55] |

⊕在高浓度的多巴胺作用下,如 PPGL 一样,多巴胺刺激 α₁ 和 β₁ 肾上腺素能受体,分别导致血管收缩和心率加快[55]。

### 🍳 病理生理学扩展

**儿茶酚胺引起的高血糖**

　　1.由于儿茶酚胺可以抑制胰岛素的分泌,PPGL 患者可出现高血糖。儿茶酚胺,特别是肾上腺素与胰腺 β 细胞上的 α₂ 肾上腺素能受体的结合是导致出现这种情况最常见的机制[57,58]。

　　2.其他肾上腺素能作用包括促进肝脏葡萄糖异生和脂肪分解[57]。

**儿茶酚胺合成过程**(图 3.5)

### 🍳 临床扩展

**儿茶酚胺及其代谢产物**

　　1.游离 3 甲氧基肾上腺素(MN)和游离 3 甲氧基去甲肾上腺素(NMN)是儿茶酚胺(肾上腺素和去甲肾上腺素)的甲氧化代谢产物,在嗜铬细胞瘤中可以持续产生,由于 MN、NMN 在血浆或尿液中比较稳定,使得在血浆或尿液中的测定成为一种嗜铬细胞瘤有价值的筛查指标。但是儿茶酚胺是间歇性释放的;因此,仅使用 MN、NMN 作为筛查试验可能会遗漏 PPGL[60]。

2.分馏的甲氧肾上腺素家族是指肾上腺素和去甲肾上腺素的代谢物;它们分别是游离 3 甲氧基肾上腺素(MN)和游离 3 甲氧基去甲肾上腺素(NMN)[61]。

3.临床上显著的肾上腺素或分馏的甲氧肾上腺素家族升高一般提示有肾上腺嗜铬细胞瘤。苯乙胺–N–甲基转移酶(PNMT)是一种皮质醇诱导的酶,虽然可以存在于肾上腺外的组织(如副神经节)中,但不受这些组织中的皮质醇旁分泌刺激作用,因此不会将去甲肾上腺素转化为肾上腺素[62]。

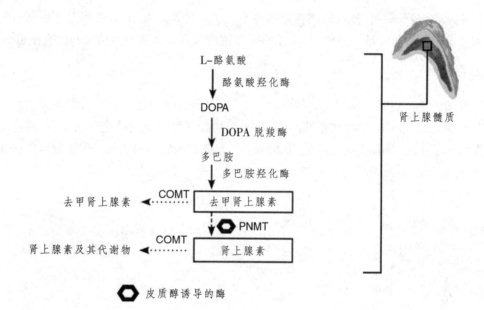

**图 3.5** 儿茶酚胺合成示意图。儿茶酚胺合成的限速步骤发生在 L–酪氨酸通过酪氨酸羟化酶转化为 L–3,4–二羟基苯丙氨酸(DOPA)的初始阶段。多巴随后转化为多巴胺。多巴胺被羟化成 L–去甲肾上腺素,然后转化成肾上腺素。去甲肾上腺素转化为肾上腺素需要皮质醇诱导的酶,即苯乙醇胺–N–甲基转移酶(PNMT)(虚线箭头)[55]。这就是为什么肾上腺素及其代谢物(后肾碱)仅由含有 PNMT 器官产生的原因,如肾上腺中的嗜铬细胞和扎克坎德尔的组织(位于主动脉分叉处)。去甲肾上腺素和肾上腺素通过儿茶酚–O–甲基转移酶(COMT)分别转化为其代谢物,即正常肾上腺素和代谢产物(虚线箭头)[59]。(Based on Grouzmann et al.[59])

## 3.5.2 低血压

### 临床特征

嗜铬细胞瘤患者也可以出现低血压。因此,临床医生应该知道 PPGL 患者也有低血压的可能性[63]。但低血压和高血压很少在交感兴奋状态下同时出现[64]。

### 病理生理学

1.肾上腺素能受体的长时间激活可以引起动脉和静脉的严重收缩。这个过程将导致心输出量减少(低血压),这时压力感受器感觉到低血压过程,使儿茶酚胺释放代偿性增加。这种儿茶酚胺激增会出现持续性高血压,这种升高激活压力感受器反射弧,导致低血压[65]。

　　2.儿茶酚胺受体的持续过度刺激促进其下调,随后在儿茶酚胺分泌低的时间内,又会出现低血压[66,67]。

### 3.5.3　全身多汗症

**临床特征**

　　出汗过多(多汗症)也是嗜铬细胞瘤的典型表现。尽管高血压、心悸和多汗症三联征对嗜铬细胞瘤诊断特异性超过90%,但关于嗜铬细胞瘤患者具体的发生情况却没有报道[68]。

**病理生理学**

　　毛皮脂腺单位的胆碱能释放可以刺激其分泌,但与循环中的儿茶酚胺多少无关。在副神经节瘤综合征(PPGL)急性加重期间,儿茶酚胺的激增可导致皮肤血管收缩,从而降低皮肤汗液的蒸发速度,导致皮肤汗液增多。事实上,有证据表明局部胆碱能阻滞剂可以防止汗液积聚,即使是在多汗症的交感神经肾脏病因的背景下也是如此[69]。

> 🔅 **病理生理学扩展**
>
> 　　多汗症,无论其根本原因是否为胆碱能神经支配的汗腺分泌增多,必须记住的是,交感神经肾上腺系统不直接参与汗腺分泌[69]。

### 3.5.4　心源性休克

**临床特征**

　　嗜铬细胞瘤可导致继发性 Takotsubo 心肌病[70](又称应激性心肌病)。其典型表现为心力衰竭,甚至严重的心源性休克[71]。

**病理生理学**

　　• 长期持续性刺激心肌 β1 肾上腺素能受体,可以导致这些受体显著下调。这实际上可以使心肌细胞对儿茶酚胺脱敏[67]。

　　• 过量的儿茶酚胺会增加心肌细胞膜对钙内流的通透性。这可以导致心肌细胞质中的钙含量的增加,并最终引发一系列细胞内过程,有可能导致不可逆的心肌坏死和纤维化[67]。

　　• 嗜铬细胞瘤中的儿茶酚胺短时间的激增,可以引起 α 和 β 肾上腺素能受体的强烈刺激,并导致血管收缩和冠状动脉血管痉挛[67]。

> 🔬 **临床扩展**
>
> 　　PPGL 是嗜铬细胞瘤和副神经节瘤的总称。嗜铬细胞瘤一般是指肾上腺髓质内的肿瘤，而副神经节瘤则是指涉及交感神经节和副交感神经节的肿瘤[59]。

> 💡 **临床查房时可能出现的问题**
>
> **哪些遗传性疾病与嗜铬细胞瘤有关[72]？**
>
> 　　嗜铬细胞瘤的散发性原因是实践中发现的大多数病例的原因。多达 1/4 的病例有遗传基础，可能包括以下的疾病：
>
> 　　1. 多发性内分泌肿瘤（男性）2A 型和 2B 型[72]。
>
> 　　2. Von Hippel-Lindau 病（VHL）[72]。
>
> 　　3. 1 型神经纤维瘤病（NF1）[72]。
>
> **嗜铬细胞瘤和副神经节瘤综合征（PPGL）筛查的指征是什么？**
>
> 　　1. 肾上腺偶发瘤，即使血压正常的受试者也是如此[56]。
>
> 　　2. 有过 PPGL 病史者[56]。
>
> 　　3. 提示 PPGL 的体征和症状，特别是阵发性高血压[56]。
>
> 　　4. 提示 PPGL 遗传病因可能性的临床特征（例如，男性 2 型、NF1 和 VHL）[56]。
>
> 　　5. 暴露于与 PPGL 相关危象相关的药物（如甲氧氯普胺、β-受体阻滞剂、阿片类、皮质类固醇、胰高血糖素和神经肌肉阻滞剂）后出现高血压危象[56]。

# 3.6　非经典型先天性肾上腺增生症

## 3.6.1　临床高雄激素血症（痤疮和多毛症）

### 临床特征

　　非经典型先天性肾上腺增生症（NCCAH）占生育年龄的女性高雄激素血症病例的 2%。多毛症，即在女性中呈现男性毛发分布的生长，可以用改良的 Ferriman-Gallwey 评分进行评估，是一种客观的临床评估工具。多毛症的发病率差异很大，为 1%~33%[74]。

　　然而，由于皮肤对循环雄激素的敏感性不同，多毛症的程度与循环雄激素的水平没有正相关关系[75]。

### 病理生理学

　　1. 大多数由于缺乏 21-羟化酶导致 NCCAH 患者的促肾上腺皮质激素水平可以正常，与经典形式中的高促肾上腺皮质激素水平相反。然而，在正常的促肾上腺皮质激素刺激网状带时,雄激素的分泌过多。这可能是由于 CYP21A2 基因的错义突变,该突变可导致细胞凋亡的显著增加。雄激素前体类固醇, 由于 21-羟化酶活性降低 [76], 代谢物的产生增加,如 DHEA-S、雄烯二酮和睾酮[77],而高循环雄激素导致 NCCAH 中的痤疮和多毛症[76]。可参考第 1.1.4 节雄激素介导的多毛症;第 6.2.3 节雄激素介导的痤疮形成。

2.肾上腺类固醇水平升高损害孕酮对下丘脑-垂体-卵巢轴的负反馈控制。使 GnRH 脉冲频率加快,从而导致 LH 过度分泌,类似于多囊卵巢综合征(PCOS)[78]。LH 可以刺激卵巢的卵泡膜细胞,以增加卵巢雄激素的产生[76,79]。

> **临床扩展**
>
> NCCAH 高雄激素血症的其他体征
>
>   雄激素性脱发、无排卵和月经不调[74]。

## 3.6.2 睾丸肾上腺剩余肿瘤

### 临床特征

睾丸肾上腺剩余肿瘤(TART)通常发生在患有典型的先天性生殖道肾上腺增生的男性中,尽管在 NCCAH 也有报道[80]。根据临床和放射学检查结果,可以诊断先天性肾上腺增生症(CAH),因此睾丸肾上腺剩余肿瘤在大多数情况下不需要进行活检[81]。

### 病理生理学

肾上腺和性腺细胞在发育中的胚胎中彼此相邻。在男性性腺(睾丸)下降过程中,胚胎肾上腺细胞也有可能移位到性腺。在 NCCAH 或 CAH 的情况下,这些异位肾上腺组织不会萎缩而导致 TART[81]。ACTH 与睾丸肾上腺组织上的 ACTH 受体结合,ACTH 对异位(睾丸)肾上腺组织的刺激导致其肿瘤样生长[82]。

## 3.6.3 胰岛素抵抗的体征(皮肤标记和黑棘皮病)

### 临床特征

胰岛素抵抗与 NCCAH 有显著的相关性[83,84],尽管一些作者认为这种相关性可能是继发于糖皮质激素的使用[76,85]。高胰岛素血症介导的皮肤表现已在别处描述(见第 4.1.1 节和第 4.1.3 节)。

### 病理生理学

NCCAH 高胰岛素血症的机制还不完全清楚[84,86]。

血清高雄激素水平纠正后并不能改善胰岛素的抵抗,因此高雄激素血症应该不是 NCCAH 患者胰岛素抵抗的主要原因[87]。

临床扩展

　　NCCAH 患者妊娠时用激素替代治疗后，胎儿神经发育受到外源性激素的影响，可引起智力障碍，这是由于地塞米松穿过胎盘，且不被胎盘 $11\beta$-羟基类固醇脱氢酶 2 型（11BSD2）代谢，可能导致胎儿的一些畸形，而泼尼松和氢化可的松可以由 11BHSD2 代谢，因此，NCCAH 患者在妊娠期间应用泼尼松和氢化可的松可能更适合[76]。

临床查房时可能出现的问题

**NCCAH 和典型的先天性肾上腺增生症之间的遗传差异（表 3.5）？**

**先天性肾上腺增生症（CAH）有哪些不同的临床病理表型？**

　　CAH 的主要缺陷是肾上腺类固醇生成酶缺陷，导致血清皮质醇水平低。失去负反馈控制后将激活下丘脑-垂体-肾上腺轴，导致 ACTH 增加。ACTH 刺激皮质醇前体积聚和随后分流进入，使雄激素或盐皮质激素的产生增加[75]。

　　肾上腺类固醇生成途径对于评估 CAH 的各种临床病理表型至关重要（图 3.6）。

## 先天性肾上腺增生症的表型

　　1.先天性类脂增生（CLH），又称为先天性胆固醇碳链酶缺陷症。CLH 是由于激素性急性调节蛋白编码 StAR 的基因发生突变所致，为一种常染色体隐性遗传病。临床特征不仅包括严重肾上腺功能不全（盐皮质激素和糖皮质激素的缺乏），还包括严重失盐、拒奶、昏睡、呕吐、腹泻、脱水、体重下降、低血压、高尿钠、低钠血症、高钾血症和代谢性酸中毒等症状和男性婴儿的女性外生殖器。先天性类脂增生是 CAH 中最严重和最少见的一种类型[90]。

　　2.3$\beta$-羟基类固醇脱氢酶 2 型缺乏症（3BHSD）。3BHSD 的临床表现差别非常大，从类似 CLH 的表现（盐皮质激素和糖皮质激素缺乏）到以无失盐表现的病变较轻的亚型都有[91]。

　　3.17-羟化酶缺乏症。CYP17A1 基因突变可以损害肾上腺和性腺的类固醇生成[92]。女性患者在出生时可以有正常的女性外生殖器，但随后出现青春期延迟。而男性患者无法合成睾酮，而导致出现女性外生殖器形态[93,94]。此外，由于男性无性生殖睾丸可以产生抗苗勒管激素（见第 6.6.1 节），因此患者没有内部苗勒管结构（子宫和输卵管）。患者虽然有轻度的糖皮质激素缺乏，但很少出现明显的肾上腺危象。这是因为皮质酮和 11-脱氧皮质酮（DOC）等

表 3.5　CAH 与 NCCAH 的比较

| CAH | NCCAH |
| --- | --- |
| 涉及 CYP21A2 基因的大基因缺失 | 通常是 CYP21A2 基因发生点突变（70% 的患者）[85] |
| 21-羟化酶活性损失 95%~100% | 21-羟化酶活性损失 20%~50%[85] |

Adapted from Trapp et al[85].

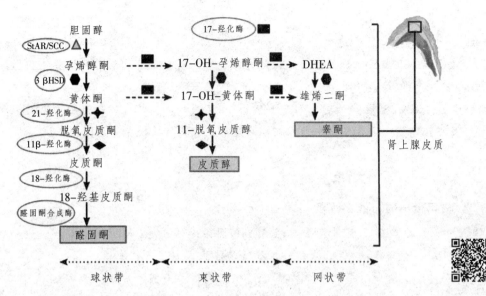

**图 3.6** 各型先天性肾上腺增生在类固醇生成途径中酶的示意图。激素性急性调节蛋白(StAR)在肾上腺水平上,从外到线粒体膜动员胆固醇。线粒体膜内细胞色素 P450 侧切酶(P450scc)将胆固醇转化为孕酮,这是肾上腺激素发生的限速步骤。StAR 下游效应受到 ACTH 和黄体生成素(LH)的营养刺激[88]。然后,在肾小球带状区,孕烯醇酮通过 3β–羟基类固醇脱氢酶 2 型(HSD3B2)转化为孕酮。孕酮随后通过一系列酶反应步骤转化为醛固酮,这些步骤涉及 21–羟化酶(CYP21A2)和醛固酮合成酶。在束状带中,孕烯醇酮经 CYP17A1 (17α–羟化酶/17,20 裂解酶)羟基化为 17–羟丙酮。HSD3B2、CYP21A2 和 CYP11B1(11β–羟化酶)随后参与导致皮质醇产生的下游反应。在网状带中,CYP17A1 和 HSD3B2 参与雄激素前体的最终形成,如脱氢表雄酮(DHEA)和雄烯二酮[89]。(Redrawn and modified from Al Alawi et al.[89])

前体物质的积累,可以激活盐皮质激素受体来维持血压,还有可能导致患者出现高血压[95]。

4.11β–羟化酶缺乏症。CYP11B1 基因突变导致 11β–羟化酶缺陷,这是皮质醇合成的关键酶[96,97]。因此,存在皮质醇前体(如 DOC 和 11–脱氧皮质醇)的积聚。DOC 具有内在的盐皮质激素活性,因此患者可以出现高血压和低钾血症[98]。更多的类固醇进入雄激素合成途径,产生大量的脱氢表雄酮、脱氢表雄酮–S 和雄烯二酮等。因高雄激素血症,男性患者由于在子宫内生活期间,长期暴露于高水平的雄激素环境中而导致出生时阴茎干增大,而女性患者在出生时,生殖器性别区别不明确[98,99]。

5.21–羟化酶缺乏症。CYP21A2 基因突变导致 21–羟化酶缺陷。因为孕酮的 21–羟基化(盐皮质激素合成途径)和 17–羟基孕酮(糖皮质激素合成途径)受损。所以类固醇生成前体被转移到雄激素合成途径,并产生高雄激素。一方面由于糖皮质激素和盐皮质激素合成受损,严重的 CYP21A2 基因变异可以导致新生儿血流动力学不稳定;另外一方面导致女性患者生殖器性别区分不明确[100]。

# 参考文献

1. Burton C, Cottrell E, Edwards J. Addison's disease: identification and management in primary care. Br J Gen Pract. 2015;65:488–90.
2. Papierska L, Rabijewski M. Delay in diagnosis of adrenal insufficiency is a frequent cause of adrenal crisis. Int J Endocrinol. 2013;2013:482370.
3. Hellesen A, Bratland E, Husebye ES. Autoimmune Addison's disease – an update on pathogenesis. Ann Endocrinol. 2018;79:157–63.
4. Letizia C, Cerci S, Centanni M, De Toma G, Subioli S, Scuro L, Scavo D. Circulating levels of adrenomedullin in patients with Addison's disease before and after corticosteroid treatment. Clin Endocrinol. 1998;48:145–8.
5. Ullian ME. The role of corticosteroids in the regulation of vascular tone. Cardiovasc Res. 1999;41:55–64.
6. Barajas L. Anatomy of the juxtaglomerular apparatus. Am J Phys. 1979;237:F333–43.
7. Martini AG, Danser AHJ. Juxtaglomerular cell phenotypic plasticity. High Blood Press Cardiovasc Prev. 2017;24:231–42.
8. Peti-Peterdi J, Harris RC. Macula Densa sensing and signaling mechanisms of renin release. J Am Soc Nephrol JASN. 2010;21:1093–6.
9. Durante A, Peretto G, Laricchia A, Ancona F, Spartera M, Mangieri A, Cianflone D. Role of the renin-angiotensin-aldosterone system in the pathogenesis of atherosclerosis. Curr Pharm Des. 2012;18:981–1004.
10. Oelkers W, Diederich S, Bähr V. Diagnosis and therapy surveillance in Addison's disease: rapid adrenocorticotropin (ACTH) test and measurement of plasma ACTH, renin activity, and aldosterone. J Clin Endocrinol Metab. 1992;75:259–64.
11. Kumar R, Kumari S, Ranabijuli PK. Generalized pigmentation due to Addison disease. Dermatol Online J. 2008;14:13.
12. Yamamoto H, Yamane T, Iguchi K, Tanaka K, Iddamalgoda A, Unno K, Hoshino M, Takeda A. Melanin production through novel processing of proopiomelanocortin in the extracellular compartment of the auricular skin of C57BL/6 mice after UV-irradiation. Sci Rep. 2015;5:14579.
13. Pramanik S, Bhattacharjee R, Mukhopadhyay P, Ghosh S. Lesson of the month 2: Houssay phenomenon – hypopituitarism leading to remission of diabetes. Clin Med. 2016;16:294–6.
14. Cesmebasi A, Plessis MD, Iannatuono M, Shah S, Tubbs RS, Loukas M. A review of the anatomy and clinical significance of adrenal veins. Clin Anat. 2014;27:1253–63.
15. Kahn SL, Angle JF. Adrenal Vein Sampling. Tech Vasc Interv Radiol. 2010;13:110–25.
16. Park J, Didi M, Blair J. The diagnosis and treatment of adrenal insufficiency during childhood and adolescence. Arch Dis Child. 2016;101:860–5.
17. Mandadi S, Sattar S, Towfiq B, Bachuwa G. A case of nausea and vomiting to remember. BMJ Case Rep. 2015; https://doi.org/10.1136/bcr-2014-207251.
18. Auron M, Raissouni N. Adrenal insufficiency. Pediatr Rev. 2015;36:92.
19. Brian BJ, Turcu AF, Auchus RJ. Primary Aldosteronism. Circulation. 2018;138:823–35.
20. Ong GSY, Young MJ. Mineralocorticoid regulation of cell function: the role of rapid signalling and gene transcription pathways. J Mol Endocrinol. 2017;58:R33–57.
21. Valinsky WC, Touyz RM. Shrier a (2018) aldosterone, SGK1, and ion channels in the kidney. Clin Sci Lond Engl. 1979;132:173–83.
22. Wu C, Xin J, Xin M, Zou H, Jing L, Zhu C, Lei W. Hypokalemic myopathy in primary aldosteronism: a case report. Exp Ther Med. 2016;12:4064–6.
23. Kotsaftis P, Savopoulos C, Agapakis D, Ntaios G, Tzioufa V, Papadopoulos V, Fahantidis E, Hatzitolios A. Hypokalemia induced myopathy as first manifestation of primary hyperaldosteronism - an elderly patient with unilateral adrenal hyperplasia: a case report. Cases J. 2009;2:6813.
24. Olt S, Yaylaci S, Tatli L, Gunduz Y, Garip T, Tamer A. Hypokalemia- induced myopathy and massive creatine kinase elevation as first manifestation of Conn's syndrome. Niger Med J J Niger Med Assoc. 2013;54:283–4.
25. Seccia TM, Caroccia B, Adler G, Maiolino G, Cesari M. Rossi GP (2017) arterial hypertension, atrial fibrillation and hyperaldosteronism: the triple trouble. Hypertens Dallas Tex. 1979;69:545–50.
26. Paolo RG, Giuseppe M, Alberto F, et al. Adrenalectomy lowers incident atrial fibrillation in

primary Aldosteronism patients at long term. Hypertension. 2018;71:585–91.

27. Julian H, Charle V, Ashley C. Irregular, narrow-complex tachycardia. Cardiovasc J Afr. 2018;29:195–8.

28. Kim K, Lee JH, Kim SC, Cha DR, Kang YS. A case of primary aldosteronism combined with acquired nephrogenic diabetes insipidus. Kidney Res Clin Pract. 2014;33:229–33.

29. Marples D, Frøkiaer J, Dørup J, Knepper MA, Nielsen S. Hypokalemia-induced downregulation of aquaporin-2 water channel expression in rat kidney medulla and cortex. J Clin Invest. 1996;97:1960–8.

30. Schrier RW. Aldosterone "escape" vs "breakthrough". Nat Rev Nephrol. 2010;6:61.

31. Funder JW, Carey RM, Mantero F, Murad MH, Reincke M, Shibata H, Stowasser M, Young WF. The Management of Primary Aldosteronism: case detection, diagnosis, and treatment: an Endocrine Society clinical practice guideline. J Clin Endocrinol Metab. 2016;101:1889–916.

32. Sabbadin C, Armanini D. Syndromes that mimic an excess of mineralocorticoids. High Blood Press Cardiovasc Prev. 2016;23:231–5.

33. Tetti M, Monticone S, Burrello J, Matarazzo P, Veglio F, Pasini B, Jeunemaitre X, Mulatero P. Liddle syndrome: review of the literature and description of a new case. Int J Mol Sci. 2018; https://doi.org/10.3390/ijms19030812.

34. O'Shaughnessy KM. Gordon syndrome: a continuing story. Pediatr Nephrol Berl Ger. 2015;30:1903–8.

35. Young William F. Chapter 16 - Endocrine Hypertension. In: Melmed S, Polonsky KS, Larsen PR, Kronenberg HM, editors. Williams Textb. Endocrinol. 13th ed. Philadelphia: Content Repository Only! 2016. p. 556–88.

36. Armanini D, Calò L, Semplicini A. Pseudohyperaldosteronism: pathogenetic mechanisms. Crit Rev Clin Lab Sci. 2003;40:295–335.

37. Al-Harbi T, Al-Shaikh A. Apparent mineralocorticoid excess syndrome: report of one family with three affected children. J Pediatr Endocrinol Metab JPEM. 2012;25:1083–8.

38. Attia NA, Marzouk YI. Pseudohypoaldosteronism in a neonate presenting as life-threatening hyperkalemia. Case Rep Endocrinol. 2016; https://doi.org/10.1155/2016/6384697.

39. Amin N, Alvi NS, Barth JH, et al. Pseudohypoaldosteronism type 1: clinical features and management in infancy. Endocrinol Diabetes Metab Case Rep. 2013;2013:130010.

40. Bizzarri C, Olivini N, Pedicelli S, Marini R, Giannone G, Cambiaso P, Cappa M. Congenital primary adrenal insufficiency and selective aldosterone defects presenting as salt-wasting in infancy: a single center 10-year experience. Ital J Pediatr. 2016;42:73.

41. Hanukoglu I, Boggula VR, Vaknine H, Sharma S, Kleyman T, Hanukoglu A. Expression of epithelial sodium channel (ENaC) and CFTR in the human epidermis and epidermal appendages. Histochem Cell Biol. 2017;147:733–48.

42. Hanukoglu A, Hanukoglu I. In systemic pseudohypoaldosteronism type 1 skin manifestations are not rare and the disease is not transient. Clin Endocrinol. 2018;89:240–1.

43. Yamamura H, Ugawa S, Ueda T, Shimada S. Expression analysis of the epithelial Na+ channel delta subunit in human melanoma G-361 cells. Biochem Biophys Res Commun. 2008;366:489–92.

44. Metwalley KA, Farghaly HS. Familial glucocorticoid deficiency presenting with generalized hyperpigmentation in an Egyptian child: a case report. J Med Case Rep. 2012;6:110.

45. Jacoby E, Barzilai A, Laufer J, Pade S, Anikster Y, Pinhas-Hamiel O, Greenberger S. Neonatal hyperpigmentation: diagnosis of familial glucocorticoid deficiency with a novel mutation in the melanocortin-2 receptor gene. Pediatr Dermatol. 2014;31:e13–7.

46. Jneibi FA, Hen T, Rajah J, Nair R. Early diagnosis in familial glucocorticoid deficiency. Dermatoendocrinol. 2017;9:e1310787.

47. Akin L, Kurtoğlu S, Kendirici M, Akın MA. Familial glucocorticoid deficiency type 2: a case report. J Clin Res Pediatr Endocrinol. 2010;2:122–5.

48. Chung T-TLL, Chan LF, Metherell LA, Clark AJL. Phenotypic characteristics of familial glucocorticoid deficiency (FGD) type 1 and 2. Clin Endocrinol. 2010;72:589–94.

49. Modan-Moses D, Ben-Zeev B, Hoffmann C, Falik-Zaccai TC, Bental YA, Pinhas-Hamiel O, Anikster Y. Unusual presentation of familial glucocorticoid deficiency with a novel MRAP mutation. J Clin Endocrinol Metab. 2006;91:3713–7.

50. Miron I, Diaconescu S, Aprodu G, Ioniuc I, Diaconescu MR, Miron L. Diagnostic difficulties in a pediatric Insulinoma: a case report. Medicine (Baltimore). 2016;95:e3045.

51. Charmandari E, Kino T, Ichijo T, Chrousos GP. Generalized glucocorticoid resistance: clinical aspects, molecular mechanisms, and implications of a rare genetic disorder. J Clin Endocrinol Metab. 2008;93:1563–72.

52. Charmandari E, Kino T, Chrousos GP. Primary generalized familial and sporadic glucocorti-

coid resistance (Chrousos syndrome) and hypersensitivity. Endocr Dev. 2013;24:67–85.

53. Nicolaides NC, Charmandari E. Chrousos syndrome: from molecular pathogenesis to therapeutic management. Eur J Clin Investig. 2015;45:504–14.

54. Chrousos GP, Detera-Wadleigh SD, Karl M. Syndromes of glucocorticoid resistance. Ann Intern Med. 1993;119:1113–24.

55. Zuber SM, Kantorovich V, Pacak K. Hypertension in Pheochromocytoma: characteristics and treatment. Endocrinol Metab Clin N Am. 2011;40:295–311.

56. Lenders JWM, Duh Q-Y, Eisenhofer G, Gimenez-Roqueplo A-P, Grebe SKG, Murad MH, Naruse M, Pacak K, Young WF. Pheochromocytoma and Paraganglioma: an Endocrine Society clinical practice guideline. J Clin Endocrinol Metab. 2014;99:1915–42.

57. Lee I-S, Lee T-W, Chang C-J, Chien Y-M, Lee T-I. Pheochromocytoma presenting as hyperglycemic hyperosmolar syndrome and unusual fever. Intern Emerg Med. 2015;10:753–5.

58. Debuyser A, Drews G, Henquin JC. Adrenaline inhibition of insulin release: role of the repolarization of the B cell membrane. Pflüg Arch. 1991;419:131–7.

59. Grouzmann E, Tschopp O, Triponez F, et al. Catecholamine metabolism in Paraganglioma and Pheochromocytoma: similar tumors in different sites? PLoS One. 2015;10:e0125426.

60. Grouzmann E, Drouard-Troalen L, Baudin E, Plouin P-F, Muller B, Grand D, Buclin T. Diagnostic accuracy of free and total metanephrines in plasma and fractionated metanephrines in urine of patients with pheochromocytoma. Eur J Endocrinol. 2010;162:951–60.

61. Kim HJ, Lee JI, Cho YY, et al. Diagnostic accuracy of plasma free metanephrines in a seated position compared with 24-hour urinary metanephrines in the investigation of pheochromocytoma. Endocr J. 2015;62:243–50.

62. Kantorovich V, Pacak K. Pheochromocytoma and paraganglioma. Prog Brain Res. 2010;182:343–73.

63. Mabulac MP, Abad LR. Pheochromocytoma presenting as hypotension in a 12 year old female. Int J Pediatr Endocrinol. 2013;2013:P117.

64. Ionescu CN, Sakharova OV, Harwood MD, Caracciolo EA, Schoenfeld MH, Donohue TJ. Cyclic rapid fluctuation of hypertension and hypotension in Pheochromocytoma. J Clin Hypertens. 2008;10:936–40.

65. Kobal SL, Paran E, Jamali A, Mizrahi S, Siegel RJ, Leor J. Pheochromocytoma: cyclic attacks of hypertension alternating with hypotension. Nat Rev Cardiol. 2008;5:53–7.

66. Shin E, Ko KS, Rhee BD, Han J, Kim N. Different effects of prolonged β-adrenergic stimulation on heart and cerebral artery. Integr Med Res. 2014;3:204–10.

67. Kassim TA, Clarke DD, Mai VQ, Clyde PW, MohamedShakir KM. Catecholamine-induced cardiomyopathy. Endocr Pract Jacksonv. 2008;14:1137–49.

68. Falhammar H, Kjellman M, Calissendorff J. Initial clinical presentation and spectrum of pheochromocytoma: a study of 94 cases from a single center. Endocr Connect. 2017;7:186–92.

69. Robertshaw D. Hyperhidrosis and the sympatho-adrenal system. Med Hypotheses. 1979;5:317–22.

70. Chiang Y-L, Chen P-C, Lee C-C, Chua S-K. Adrenal pheochromocytoma presenting with Takotsubo-pattern cardiomyopathy and acute heart failure: a case report and literature review. Medicine (Baltimore). 2016;95:e4846.

71. Loscalzo J, Roy N, Shah RV, Tsai JN, Cahalane AM, Steiner J, Stone JR. Case 8-2018: a 55-year-old woman with shock and labile blood pressure. N Engl J Med. 2018;378:1043–53.

72. Alface MM, Moniz P, Jesus S, Fonseca C. Pheochromocytoma: clinical review based on a rare case in adolescence. BMJ Case Rep. 2015; https://doi.org/10.1136/bcr-2015-211184.

73. Ambroziak U, Kępczyńska-Nyk A, Kuryłowicz A, Małunowicz EM, Wójcicka A, Miśkiewicz P, Macech M. The diagnosis of nonclassic congenital adrenal hyperplasia due to 21-hydroxylase deficiency, based on serum basal or post-ACTH stimulation 17-hydroxyprogesterone, can lead to false-positive diagnosis. Clin Endocrinol. 2016;84:23–9.

74. Witchel SF, Azziz R. Nonclassic congenital adrenal hyperplasia. Int J Pediatr Endocrinol. 2010; https://doi.org/10.1155/2010/625105.

75. Witchel SF. Congenital adrenal hyperplasia. J Pediatr Adolesc Gynecol. 2017;30:520–34.

76. Carmina E, Dewailly D, Escobar-Morreale HF, Kelestimur F, Moran C, Oberfield S, Witchel SF, Azziz R. Non-classic congenital adrenal hyperplasia due to 21-hydroxylase deficiency revisited: an update with a special focus on adolescent and adult women. Hum Reprod Update. 2017;23:580–99.

77. Speiser PW, Arlt W, Auchus RJ, et al. Congenital adrenal hyperplasia due to steroid 21-hydroxylase deficiency: an Endocrine Society clinical practice guideline. J Clin Endocrinol Metab. 2018;103:4043–88.

78. Witchel SF. Non-classic congenital adrenal hyperplasia. Steroids. 2013;78:747–50.

79. Blank SK, McCartney CR, Helm KD, Marshall JC. Neuroendocrine effects of androgens in adult polycystic ovary syndrome and female puberty. Semin Reprod Med. 2007;25:352–9.
80. Kurtoğlu S, Hatipoğlu N. Non-classical congenital adrenal hyperplasia in childhood. J Clin Res Pediatr Endocrinol. 2017;9:1–7.
81. Kocova M, Janevska V, Anastasovska V. Testicular adrenal rest tumors in boys with 21-hydroxylase deficiency, timely diagnosis and follow-up. Endocr Connect. 2018;7:544–52.
82. Kim MS, Goodarzian F, Keenan MF, Geffner ME, Koppin CM, De Filippo RE, Kokorowski PJ. Testicular adrenal rest tumors in boys and Young adults with congenital adrenal hyperplasia. J Urol. 2017;197:931–6.
83. Powell D, Inoue T, Bahtiyar G, Fenteany G, Sacerdote A. Treatment of nonclassic 11-hydroxylase deficiency with Ashwagandha root. Case Rep Endocrinol. 2017; https://doi.org/10.1155/2017/1869560.
84. Saygili F, Oge A, Yilmaz C. Hyperinsulinemia and insulin insensitivity in women with non-classical congenital adrenal hyperplasia due to 21-hydroxylase deficiency: the relationship between serum leptin levels and chronic hyperinsulinemia. Horm Res. 2005;63:270–4.
85. Trapp CM, Oberfield SE. Recommendations for treatment of nonclassic congenital adrenal hyperplasia (NCCAH): an update. Steroids. 2012;77:342–6.
86. Pall M, Azziz R, Beires J, Pignatelli D. The phenotype of hirsute women: a comparison of polycystic ovary syndrome and 21-hydroxylase-deficient nonclassic adrenal hyperplasia. Fertil Steril. 2010;94:684–9.
87. Singer F, Bhargava G, Poretsky L. Persistent insulin resistance after normalization of androgen levels in a woman with congenital adrenal hyperplasia. A case report J Reprod Med. 1989;34:921–2.
88. King SR, Stocco DM. Steroidogenic acute regulatory protein expression in the central nervous system. Front Endocrinol. 2011; https://doi.org/10.3389/fendo.2011.00072.
89. Al Alawi AM, Nordenström A, Falhammar H. Clinical perspectives in congenital adrenal hyperplasia due to 3β-hydroxysteroid dehydrogenase type 2 deficiency. Endocrine. 2019;63:407–21.
90. Kim CJ. Congenital lipoid adrenal hyperplasia. Ann Pediatr Endocrinol Metab. 2014;19:179–83.
91. Sahakitrungruang T. Clinical and molecular review of atypical congenital adrenal hyperplasia. Ann Pediatr Endocrinol Metab. 2015;20:1–7.
92. Fontenele R, Costa-Santos M, Kater CE. 17α-hydroxylase deficiency is an underdiagnosed disease: high frequency of misdiagnosis in a large cohort of Brazilian patients. Endocr Pract Off J Am Coll Endocrinol Am Assoc Clin Endocrinol. 2018;24:170–8.
93. Kim SM, Rhee JH. A case of 17 alpha-hydroxylase deficiency. Clin Exp Reprod Med. 2015;42:72–6.
94. Kardelen AD, Toksoy G, Baş F, et al. A rare cause of congenital adrenal hyperplasia: clinical and genetic findings and follow-up characteristics of six patients with 17-hydroxylase deficiency including two novel mutations. J Clin Res Pediatr Endocrinol. 2018;10:206–15.
95. Auchus RJ. Steroid 17-hydroxylase and 17,20-Lyase deficiencies, genetic and pharmacologic. J Steroid Biochem Mol Biol. 2017;165:71–8.
96. White PC. Congenital adrenal hyperplasia owing to 11β-hydroxylase deficiency. Adv Exp Med Biol. 2011;707:7–8.
97. Ben Charfeddine I, Riepe FG, Kahloul N, et al. Two novel CYP11B1 mutations in congenital adrenal hyperplasia due to steroid 11β hydroxylase deficiency in a Tunisian family. Gen Comp Endocrinol. 2012;175:514–8.
98. Bulsari K, Falhammar H. Clinical perspectives in congenital adrenal hyperplasia due to 11β-hydroxylase deficiency. Endocrine. 2017;55:19–36.
99. Khattab A, Haider S, Kumar A, et al. Clinical, genetic, and structural basis of congenital adrenal hyperplasia due to 11β-hydroxylase deficiency. Proc Natl Acad Sci U S A. 2017;114:E1933–40.
100. White PC, Speiser PW. Congenital adrenal hyperplasia due to 21-hydroxylase deficiency. Endocr Rev. 2000;21:245–91.

第**4**章

# 胰腺疾病

**学习目标**

在本章结束时,你将能够重点学到以下的内容:

1.了解高胰岛素血症某些皮肤表现的病理生理学。

2.学习糖尿病视网膜病变和肾病的病理生理学。

3.认识2型糖尿病胰岛素抵抗的机制。

4.了解胰岛素抵抗状态的分类及临床表现。

5.认识胰腺及相关的神经内分泌肿瘤临床表现的机制,包括VIPomas、胃泌素瘤、胰岛素瘤、PPomas和胰高血糖素瘤等。

## 4.1 糖尿病

### 4.1.1 黑棘皮病

**临床特征**

黑棘皮病(AN)是一种色素沉着过多的皮肤病变,多发于颈部、腋下和肌节间等弯曲部位。患有2型糖尿病、肥胖表型或代谢综合征的患者,易出现这种典型的皮肤病变[1]。

**病理生理学**

1.胰岛素可以激活皮肤成纤维细胞和角质形成细胞上的 IGF-1 受体,一般认为这是一条很重要的信号通路,涉及一系列增生的基因。皮肤组织学上有黑色素细胞增生和角化过度的迹象。组织学发现证实一些刺激介质在角质形成细胞和成纤维细胞增殖中的作用[1]。

2.高胰岛素血症可以使循环中 IGF 结合蛋白减少,导致未结合(活性)IGF-1 水平升高[1]。

3.同时,雄激素和生长因子受体也存在于角质形成细胞和成纤维细胞上。似乎这些介质可以解释在其他内分泌病[如多囊卵巢综合征(PCOS)、先天性肾上腺增生症(CAH)和肢端肥大症]中都存在 AN[1]。

---

**与黑棘皮病相关的其他内分泌疾病**

库欣综合征、Addison 病(见第 3.1.2 节)、多囊卵巢综合征、CAH、高雄激素血症–胰岛素抵抗–黑棘皮病(HAIR–AN 综合征)和肢端肥大症(见第 1.2.1 节)[1]。

---

## 4.1.2 糖尿病性皮肤病

**临床特征**

糖尿病性皮肤病(DD)是 1 型和 2 型糖尿病的主要皮肤表现。其表现为胫前皮肤色素沉着和局限性斑点。这些特征性病变对糖尿病足的形成具有一定的预测性,在高达 55%的糖尿病患者中存在[2]。

**病理生理学**

糖尿病控制不良引起糖尿病外周神经病变和外周血管病变[2]。

## 4.1.3 皮肤小疙瘩

**临床特征**

据报道,皮肤小疙瘩在 2 型糖尿病患者中的发病率为 25%。病变主要分布在颈部和腋下弯曲区域,分布模式类似于 AN 的分布[3],其是一些带蒂的皮肤纤维瘤。

**病理生理学**

内源性高胰岛素血症激活表皮成纤维细胞 IGF-1 受体,导致皮肤成纤维细胞的增殖,并形成皮肤小疙瘩[2]。

## 4.1.4 糖尿病类脂质渐进性坏死

**临床特征**

糖尿病类脂质渐进性坏死(NLD)在 1 型或 2 型糖尿病患者中是一种罕见的临床表现。病变开始是皮肤出现红棕色丘疹,直径逐渐增大,最终变为蜡状、淡黄色的病变。偶尔会出现中央溃疡,表现为中心萎缩[4]的皮肤病变。

**病理生理学**

由于糖尿病微血管病累及皮肤毛细血管,皮肤中存在组织灌注不足。微血管病的发生是由于晚期糖基化终产物(AGE)在血管系统中积累,从而促进局部氧化应激。而当组织灌注不足时,积聚的炎症介质导致胶原蛋白进行性分解[4]。

## 4.1.5 胰岛素注射引起的局限性脂肪营养不良

### 临床特征

胰岛素注射引起的局限性脂肪营养不良是一个总称,由脂肪萎缩(LA)和脂肪肥大(LH)等亚型组成[5]。

脂肪萎缩可以导致局部皮下组织流失,在皮肤上形成凹陷。而脂肪肥大是一种坚硬的、橡胶状的病变,在皮下组织平面上可以感觉到。但是有些脂肪肥大也可以较软,很难辨别[5]。超声对脂肪营养不良的诊断比临床检查更敏感。脂肪营养不良的区域可导致皮下组织对胰岛素的吸收不稳定(延迟或更快)。据报道,这些变化将导致血糖控制出现波动,如果不能正确地诊断和处理,将严重影响患者的血糖调控[6]。

在对 12 000 多名糖尿病患者的荟萃分析中,胰岛素注射引起的局限性脂肪营养不良的合并症发病率估计高达 38%(95%CI:29%~46%)。临床上可以通过触诊可能受累的区域来进行初步诊断[7]。

### 病理生理学

1.脂肪萎缩是免疫介导胰岛素反应的结果;由于目前临床都是应用人胰岛素或人胰岛素类似物,脂肪萎缩的情况有明显减少[5]。

2.脂肪肥大是由于胰岛素对皮下组织成纤维细胞的促生长及分化作用造成的。胰岛素与成纤维细胞上的 IGF-1 受体结合,导致成纤维细胞活化以及随后的增殖和分化[5]。

3.糖尿病还有许多其他皮肤表现,远远超出了本节的范围。一些比较常见的皮肤表现及其病理生理学见表 4.1。

表 4.1　糖尿病的其他皮肤表现

| 皮肤表现 | 临床表现 | 病理生理学 |
| --- | --- | --- |
| 发疹性黄瘤 | 通常位于躯干和伸肌表面的淡黄色丘疹,如肘部和膝盖 | 胰岛素抵抗或胰岛素缺乏导致脂蛋白脂肪酶活性降低,脂肪组织中甘油三酯的储存受损(见第 1.4.1 节)。随后过量的循环甘油三酯在皮肤中积聚[3] |
| 糖尿病大疱病 | 通常位于下肢。大疱往往包含一种透明液体 | 不清楚[3] |
| 糖尿病硬皮病 | 厚实、硬化的斑块往往分布在全身、颈部和上背部 | 由于真皮胶原纤维的非酶糖基化,减少了胶原纤维的分解[3] |
| 环形红斑 | 坚硬的红斑丘疹,呈环状 | 微血管病、淋巴细胞浸润和最终结缔组织变性[8] |

Adapted from Duff[3] and Thornsberry[8].

## 👁 病理生理学扩展(表4.2)

**表4.2　几类糖尿病的病理生理学原理**

| 糖尿病类型 | 病理生理学 |
| --- | --- |
| 1 型糖尿病(T1DM) | 免疫介导对胰腺 β 细胞的破坏[9] |
| 2 型糖尿病(T2DM) | 减少肠促胰岛素效应,抑制胰岛素分泌,增加脂解,增加葡萄糖的肾脏保护,增加糖异生,减少葡萄糖的外周利用(肌肉和脂肪组织),增加胰高血糖素分泌和中枢神经递质功能障碍(过食症)[10]a |
| 妊娠糖尿病(GDM) | 妊娠生理(增加食物摄入、胎盘反调节激素和脂肪组织增加)导致胰腺 β 细胞功能障碍和外周胰岛素抵抗[11] |
| 囊性纤维化相关糖尿病　(CFRD) | 囊性纤维化跨膜电导调节器(CFTR)通过改变参与激素分泌的多种电解质通道来调节胰腺 β 细胞和 α 细胞的功能[12] |
| 移植后糖尿病(PTDM) | 免疫抑制疗法(糖皮质激素诱导的高血糖、钙调神经磷酸酶调节剂、mTOR 调节剂)[13] |
| 胰源性糖尿病(3c 型糖尿病)　(胰源性糖尿病)[14] | 胰腺 β 细胞功能的解剖损失(胰腺切除术、慢性胰腺炎和浸润性肿瘤)[15] |
| 年轻人起病的成人型糖尿病　(MODY) | 影响胰岛素分泌的单基因突变[16]。到目前为止,至少有 13 个已鉴定的基因[17] |
| 成人迟发型自身免疫性糖尿病(LADA) | 免疫介导对胰腺 β 细胞的破坏,类似于 T1DM,尽管速度慢得多[18] |

a 这被经典的称为"不祥的八重奏",一个由 Dr. Ralph DeFronzo 创造的术语,mTOR 西罗莫司的作用靶点。
Adapted from Refs[9-18].

## 👁 临床扩展

### 糖尿病酮症酸中毒(DKA)患者的毛霉菌病

毛霉菌病至少由 6 种不同的真菌科引起,包括根霉。DKA 患者有发生这种危及生命的感染风险[19]。其典型表现为黑色焦痂,累及口腔腭部,在某些情况下,可能进展到鼻子和大脑(鼻脑毛霉病)。口外感染部位包括皮肤、肺和胃肠道[20]。

### 病理生理学

● 高血糖和酮症酸中毒会损害中性粒细胞的活性,而中性粒细胞在对抗真菌感染中起着关键作用。

● 根霉属于"喜铁"或嗜铁真菌。在酸中毒状态下,如发生在 DKA 中,可以导致铁与转铁蛋白(一种铁结合蛋白)的结合减少,增加了游离铁的含量,使得真菌生长有了较好的环境[19]。

## 4.1.6 直接检眼镜检查糖尿病视网膜病变

**临床特征**

直接检眼镜是糖尿病体检的一个重要组成部分,现在越来越多的医生不使用它。最近的证据表明,临床医生使用直接检眼镜的能力越来越差[21]。尽管如此,由眼科医生进行的直接检眼镜检查在检测早期糖尿病视网膜病变方面具有很高的特异性,但灵敏度较低,仅为34%~50%[22]。

糖尿病视网膜病变有两种形式。非增殖性糖尿病视网膜病变(NPDR)由微动脉瘤、点状"出血"、棉絮斑和硬渗出物组成。点状出血是横切面上可见的微动脉瘤。

增殖性糖尿病视网膜病变(PDR)表现为新生血管、瘢痕组织形成伴或不伴玻璃体积血和视网膜脱离[23]。

**病理生理学**

糖尿病视网膜病变的发病机制多种多样,下面综述其中一些机制。

多元醇通路在糖尿病视网膜病变中有重要的作用,多元醇通路导致代谢缓慢的山梨醇在视网膜细胞内蓄积,对视网膜细胞膜产生不可逆的损伤,同时高浓度山梨醇积累还可以导致视网膜出现严重的渗透性损伤[24](图 4.1)。

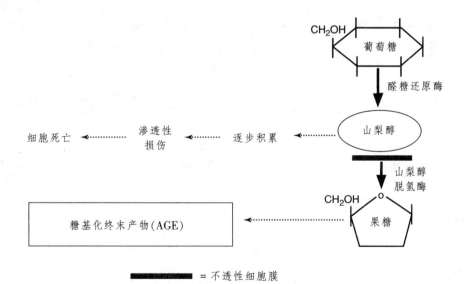

**图 4.1**　多元醇通路和糖毒性效应的示意图。多元醇通路参与过量葡萄糖的代谢处理。葡萄糖被醛糖还原酶还原为山梨醇,然后被山梨醇脱氢酶转化为果糖[24]。糖毒性导致中间产物山梨醇的产生增加,山梨醇可引起病变组织的渗透性损伤,不仅可导致视网膜病变,而且可导致神经病变和肾病。果糖分解产物转化为高级糖基化终产物,对视网膜造成进一步损害[25]。(Redrawn and modified from Tarr et al.[24])

糖基化终末产物(AGE)是糖尿病的同义词;虽然其也在正常的人体中存在,但与糖尿病患者体内的不同之处在于这些有害因素的累积速度加快[26]。

AGE 可以与其同源受体结合,即与 AGE 受体(RAGE)结合。RAGE 受体广泛存在于多种组织中,包括但不限于脉管系统、肾、肝、中枢神经系统和平滑肌等[26]。

RAGE 在视网膜组织中大量存在。因此,AGE 与 RAGE 的结合可以引发炎症级联反应,导致神经血管损伤并最终发展为糖尿病视网膜病变[27](表 4.3)。

表 4.3　糖尿病视网膜病变的检眼镜检查征象的病因分析

| 检眼镜检查(视网膜病变分类) | 机制 |
| --- | --- |
| 视网膜微动脉瘤、毛细血管瘤(NPDR) | 慢性高血糖诱导毛细血管周细胞凋亡(确保毛细血管结构完整所需)[28] |
| 硬渗出物(NPDR) | 毛细血管的通透性增加,挤出蛋白渗出物(硬渗出物)[23] |
| 斑点状出血(NPDR) | 红细胞从毛细血管中挤出,导致出血区域明显(斑点)或边距模糊(斑点)[28] |
| 新生血管(PDR) | 视网膜血管的进行性损伤导致缺血和新血管的二次形成(缺氧导致促血管生成生长因子的释放)[29] |
| 视网膜脱离(PDR) | 易碎的新血管导致玻璃体积血和纤维组织的形成。纤维束收缩导致视网膜脱离[29] |
| 黄斑水肿(PDR) | 出血性液体漏入黄斑[23] |

NPDR,非增殖性糖尿病视网膜病变;PDR,增殖性糖尿病视网膜病变。Adapted from Corcóstegui[23], Wang[28], and Duh[29].

**临床扩展**

山梨醇在晶状体中的累积导致显著的渗透性变化,从而使糖尿病眼容易发生屈光不正和形成白内障[30]。

### 4.1.7　糖尿病足

**临床特征**

糖尿病足是一种不受控制的糖尿病并发症。糖尿病患者易患足部溃疡,估计终身风险为 25%[31]。文献中报道了糖尿病足的两种主要的亚型,包括神经病变型和神经缺血型,但神经病变型糖尿病足往往也具有潜在的微血管并发症,而神经缺血型糖尿病足神经病变和血管病变并存于同一足部[32]。

## 病理生理学

1.多元醇通路，先前在糖尿病视网膜病变的发病机制的综述中已有介绍，介导糖尿病神经病变(见第4.1.6节)。山梨醇和果糖的积累通过减少肌醇的合成而损害传导神经功能[31]。有证据表明，糖尿病周围神经病变患者补充外源性肌醇可显著改善症状评分、感觉和运动神经传导速度以及神经元动作电位振幅[33]。这是因为肌醇通过上调神经元钠-钾ATP酶的活性在神经传导中起着允许的作用[34]。

2.叶酸、维生素 $B_6$ 和维生素 $B_{12}$ 的缺乏也通过同型半胱氨酸的增加导致糖尿病神经病变。二甲双胍加速了叶酸和维生素 $B_{12}$ 的清除，尽管血糖控制方面有所改善，但还是增加神经衰弱的发病率[35-37]。对糖尿病周围神经病变(DPN)受试者进行的临床前和临床研究均有证据表明，在试验L-甲基叶酸、维生素 $B_6$ 和维生素 $B_{12}$ 的适当组合后，不仅显著改善神经病变症状的评分，而且显著改善神经纤维密度[38,39]。

3.运动神经病变导致足部解剖缺陷(夏科足)[31]。

4.自主神经病变损害汗腺的功能，导致皮肤干燥，从而使受累的足部皮肤破损[31]。

5.感觉神经病变会导致足部失去知觉，并使受累的足容易受到无法识别的损伤[31]。

血管病变的发生是由于活性氧(ROS)对血管系统的有害影响。烟酰胺腺嘌呤二核苷酸磷酸(NADPH)在多元醇通路中耗尽。这导致活性氧的积聚，因为NADPH无法发挥其“清道夫的作用”[31]。

6.NADPH参与一氧化氮的形成，一氧化氮是一种有效的血管扩张剂。通过多元醇通路消耗NADPH，导致一氧化氮水平降低[31]。

### 病理生理学扩展

**二甲双胍引起维生素 $B_{12}$ 缺乏的病理生理学**

1.肠道转运时间的改变导致小肠细菌过度生长和维生素 $B_{12}$ 吸收受损[40]。

2.二甲双胍直接抑制钙依赖性维生素 $B_{12}$ 内在因子在回肠末端的转移[40]。

### 临床扩展

**糖尿病周围神经病变(DPN)的最佳筛查试验(DPN)**

振动感觉丧失(用128Hz音叉检测)是DPN的第一种客观临床症状。即使在标准10g单丝试验结果明显正常的患者中，它也能提供更灵敏的DPN定量评估[41]。

> 🔆 **临床查房时可能出现的问题**
>
> **简要描述 T2DM 患者胰岛素抵抗发生的机制?**
>
> 　　1.肝脏、脂肪组织和肌肉中胰岛素受体的酪氨酸激酶活性存在可逆性缺陷。这种受体后信号缺陷导致胰岛素的代谢效应降低,包括糖原合酶活性降低、肝脏葡萄糖新生增加和脂解减少[42]。
>
> 　　2.骨骼肌和脂肪组织中葡萄糖转运蛋白-4(GLUT-4)表达减少是胰岛素抵抗中高血糖的原因[43-45]。
>
> 　　3.在内源性高胰岛素血症的情况下,与生理性搏动性胰岛素暴露相比,持续暴露于胰岛素可导致外周胰岛素受体的进行性下调[46]。

## 胰岛素抵抗的原因是什么?

　　胰岛素抵抗有 3 种类型:

- A 型胰岛素抵抗是由于胰岛素受体基因突变导致的胰岛素受体功能受损[47]。
- B 型胰岛素抵抗是由于针对胰岛素受体的抗体引起的[48]。
- C 型胰岛素抵抗是由于胰岛素受体后功能障碍(胰岛素下游作用受损)[49]。

　　内在缺陷是由于胰岛素受体基因的缺陷而产生的,它损害了胰岛素受体的正常生理功能。外源性缺陷是由于循环因子(如激素和炎性细胞因子)干扰胰岛素与胰岛素受体的结合[50](表 4.4)。

表 4.4　**胰岛素抵抗的发生机制**

| 内部缺陷 | 外源性缺陷 |
| --- | --- |
| 多诺霍综合征(Donohue 综合征)[47,51]a | 妊娠(生理原因)[52] |
| Rabson-Mendenhall 综合征[47,53]a | 感染和饥饿(压力相关条件)[54] |
| 先天性全身性脂肪营养不良[55,56] | 胰高血糖素瘤[57,58]、甲状腺功能障碍[59]、嗜铬细胞瘤[57,60]、肢端肥大症(内分泌疾病)[61] |
| 家族性部分性脂肪营养不良(Dunnigan 型)[62] | 胰岛素受体抑制性抗体引起的 B 型胰岛素抵抗[48,63] |

a A 型胰岛素抵抗(高雄激素血症、胰岛素抵抗和黑棘皮病)。Adapted from Refs[47,48,51-58,60-62]。

# 4.2 Rabson–Mendenhall 综合征(A 型胰岛素抵抗)

## 4.2.1 黑棘皮病

### 临床特征

黑棘皮病是 A 型胰岛素抵抗综合征的皮肤病表现[64-66]。前文已描述过黑棘皮病的临床特征(见第 4.1.1 节)。

### 病理生理学

内源性高胰岛素血症引起的黑棘皮病的病理生理学已经被描述过(见第 4.1.1 节)。

Rabson–Mendenhall 综合征(简称"RMS")是由胰岛素受体基因突变引起的 A 型胰岛素抵抗综合征。细胞内信号通路(包括酪氨酸磷酸化和其他下游过程)变得有缺陷,导致胰岛素在靶器官中的作用明显受损[65,66]。

持续性高胰岛素血症是 RMS 的一些物理表现,包括多毛症和干燥症[67](表 4.5)。

**表 4.5 RMS 的其他物理表现及其可能的病理生理学机制**

| 体征 | 病理生理学 |
| --- | --- |
| 器官肿大(阴茎肿大、阴蒂肿大和肾肿大)[68] | IGF–1 是一种生长因子,与胰岛素具有结构同源性。高胰岛素血症对 IGF–1 受体产生影响,可以使器官肿大[69] |
| 皮肤肥厚与干燥[68] | 胰岛素与 IGF–1 受体结合的效应[68] |

Adapted from Sinnarajah[68] and Chong[69].

### 🔬 病理生理学扩展

胰岛素分泌机制(图 4.2)。

### 💡 临床查房时可能出现的问题

**评估胰岛素抵抗的客观方法是什么?**

由于缺乏一种既准确又适用于常规临床实践的单一测量方法,胰岛素抵抗的评估而受到限制。

- 高胰岛素–正血糖钳夹。
- 空腹胰岛素水平。

- 葡萄糖与胰岛素比值。
- 胰岛素抵抗的稳态模型评估(HOMA-IR)。
- QUICKI(取决于空腹血糖和胰岛素水平的方程式)。
- 经常取样的静脉葡萄糖耐量试验。

还有其他胰岛素抵抗的指标，这超出了本书的范围。测量胰岛素抵抗的金标准是高胰岛素-正血糖钳夹。然而，其是劳动密集型的，在实践中并不适用[76]。

### 浅谈正常生理学基础胰岛素生理学中胰岛素分泌的时相

在禁食(基础)状态下，胰岛素通过5至15分钟的快速胰岛素释放脉冲和更长、更慢的振荡相互作用释放，这种振荡持续80至180分钟[77]。

### 餐后胰岛素生理学

胰岛素分泌的第一阶段是从储存囊泡中释放预先形成的胰岛素。这是减少餐后肝脏葡萄糖输出的关键步骤。

第二阶段是一个更为渐进的过程，需要合成新的胰岛素。这个阶段介导骨骼肌和脂肪组织的葡萄糖摄取[78]。

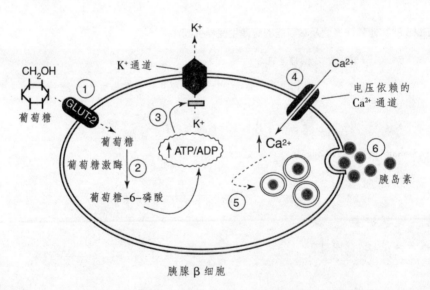

胰腺 β 细胞

**图4.2** 餐后胰岛素的分泌机制。在空腹(基础)状态下，胰腺 β 细胞膜保持超极化，从而限制胰岛素分泌。饭后，葡萄糖被葡萄糖转运蛋白-2(GLUT-2)主动转运到胰腺 β 细胞的细胞质中(步骤1)[70,71]。葡萄糖经过最初的磷酸化步骤，这是由葡萄糖激酶(糖酵解)促进的(步骤2)。糖酵解产生高浓度的胞浆内ATP，然后抑制质膜上ATP敏感的钾离子通道(步骤3)[72,73]。钾离子外流受损使细胞膜去极化，随后激活电压依赖的钙离子通道[74]。这些激活的钙离子通道将钙导入胰腺 β 细胞的细胞质(步骤4)，通过胞吐过程介导分泌颗粒释放成熟的胰岛素(步骤5和步骤6)[75]。(Redrawn and modified from Fu et al.[70])

# 4.3 胰高血糖素瘤

## 4.3.1 坏死松解性游走性红斑

### 临床特征

坏死松解性游走性红斑(NME)是一种病理性的皮肤病的胰高血糖素瘤综合征。在高达70%的患者中,NME是胰高血糖素瘤综合征的表现特征[79,80]。皮肤病变是环状的、结痂的、呈红斑斑块,主要分布在软骨间区,但也可见于四肢和躯干[79]。这些病变很容易被误诊为其他原因的皮肤病,导致大多数患者延误诊断[80,81]。

### 病理生理学

NME临床表现的机制尚不清楚。不过,下面是一些可能的机制。

1.胰高血糖素是糖代谢中的一种反调节激素,促进糖异生,导致皮肤表皮层蛋白质的消耗。这促进了表皮的坏死松解[79]。

2.维生素 B、锌[82]和脂肪酸的缺乏可能是 NME 与其他和这些缺乏状态相关的皮肤病相似的原因。通过肿瘤切除或生长抑素类似物治疗,使胰高血糖素水平降低,并导致 NME迅速消失[79]。

---

 **临床查房时可能出现的问题**

胰高血糖素瘤综合征的其他临床特点是什么?见表4.6。

---

**什么是假性胰高血糖素瘤综合征,如何与经典胰高血糖素瘤综合征相鉴别?**

假性胰高血糖素瘤综合征可表现为胰高血糖素瘤的临床特征,而胰腺无 α 细胞瘤。患者可能有胰高血糖素水平升高或正常,在某些情况下,出现特征性 NME 皮疹。恶性肿瘤、慢性肝病、胰腺炎和非热带性口炎性腹泻是假性胰高血糖素瘤综合征的已知病因[86]。

**表 4.6　胰高血糖素瘤综合征的临床特点及可能的机制**

| 临床特点 | 机制 |
| --- | --- |
| 体重下降 | 胰高血糖素作用于中枢饱腹感中心(厌食通路)的胰高血糖素样肽-1(GLP-1)受体,以促进体重减轻[83],并通过激活棕色脂肪组织中的产热刺激能量消耗[83] |
| 心肌病与心力衰竭 | 胰高血糖素与其 G 蛋白耦联受体结合增加细胞内环腺苷酸,激活蛋白激酶 A(PKA)。PKA 介导心肌细胞肌膜 L 型钙通道的磷酸化。这导致钙内流,并促进心肌收缩。肌浆网的长时间激活导致钙漏,加重心肌收缩,最终导致心脏重塑[84,85] |

Adapted from Albrechtsen[83], Zhang[84], and Demir[85].

## 4.4 类癌综合征

### 4.4.1 皮肤潮红

**临床特征**

根据病例系列的累积证据,皮肤潮红的平均发病率为 78%[87]。它通常涉及面部、颈部和上胸部[88],通常由富含胺的食物、药物或情绪压力而引发[89]。

中肠类癌的特征是反复发作的潮红,往往是短暂的(持续 10 至 30 分钟)。持续时间较长的潮红(长达数小时)是前肠类癌的特征[88]。

**病理生理学**

皮肤潮红是由各种血管活性介质引起的,包括但不限于组胺、P 物质和前列腺素。有趣的是,5-羟色胺阻滞剂不能改善与类癌综合征相关的病理性潮红。这排除了血清素作为生物活性激素参与类癌综合征(CS)的皮肤潮红[87]。

潮红的持续时间取决于相关器官的静脉引流。前肠网绕过最初的肝脏代谢。因此,血管活性胺在循环中持续时间更长,也导致潮红时间更长。另一方面,中肠类癌在肝转移时容易引起潮红[88]。

---

**与皮肤潮红相关的内分泌疾病**

嗜铬细胞瘤、库欣综合征、甲状腺髓样癌、酒渣鼻和肥大细胞增多症[89]。

---

**☀ 临床扩展**

*潮红的性质和潜在的病因*

如果潮红是干的(即没有伴随多汗症),那么其是神经多汗症的病因。如果其是湿的(即相关多汗症),那么其很可能是另一种病因,而不是来源于神经内分泌(如更年期或焦虑症)[88]。

---

### 4.4.2 腹泻

**临床特征**

据报道,腹泻的发病率是可变的,为 58%~100%,多病例系列的平均发病率为 78%[87]。腹泻往往是分泌性的,因此,即使患者在禁食时也会持续。这应该与非分泌性腹泻形成对比,后者在快速腹泻期间会得到改善,通常属于其他病因[88]。

**病理生理学**

　　血清素被认为是介导类癌综合征患者腹泻的活性肽。5-羟色胺促进小肠分泌更多的肠液和离子,超过肠道的净吸收能力,导致分泌性腹泻。Telotristat ethyl 通过损害 TH-1 的功能来抑制 5-羟色胺合成的限速步骤(见图 4.3)[87,92]。用 TH-1 抑制剂改善腹泻症状证实 5-羟色胺在类癌综合征腹泻中的作用[87]。

> ☀ **病理生理学扩展**
>
> 　　神经内分泌肿瘤细胞模型。

## 4.4.3 支气管痉挛

**临床特征**

　　患者在听诊时出现可听见的喘息和确诊的干啰音。然而,与腹泻和皮肤潮红相比,哮喘样症状的发病率较低。根据大型病例系列报道,其发病率为 3%~18%[87]。类癌综合征可能被误诊为哮喘,使用标准的抗支气管痉挛治疗可能导致症状恶化[93]。

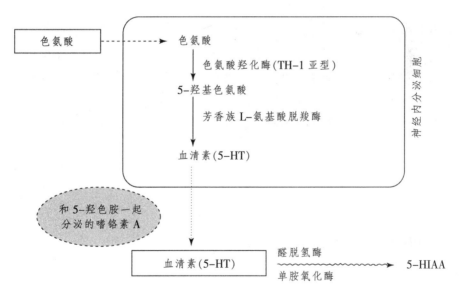

**图 4.3　血清素(5-羟色胺)生物合成示意图。**色氨酸羟化酶-1(TH-1)是神经内分泌肿瘤合成 5-羟色胺的限速酶,在各种组织中均有表达,包括胃肠道、脾脏、胸腺和松果体[90]。色氨酸最初被运输到神经内分泌细胞(虚线箭头)。然后色氨酸被色氨酸羟化酶-1 转化为 5-羟基色氨酸[87,91]。5-羟基色氨酸转化为 5-羟色胺(5-HT)发生在中间脱羧步骤,这需要芳香族 L-氨基酸脱羧酶。5-HT 与嗜铬素 A(一种神经内分泌肿瘤标志物)一起包装,然后释放到循环中(虚线箭头)。5-HT 通过各种酶转化步骤进行代谢,从而形成 5-羟基吲哚乙酸(5-HIAA)(一种非活性代谢物)(波形箭头)[87,91]。(Redrawn and modified from Frazer and Hensler.[91])

## 病理生理学

- 生物活性胺(如血清素)介导支气管痉挛。
- 支气管痉挛也可能是由于类肺癌的支气管内定位导致的中央气道阻塞[94]。

### 4.4.4 心脏瓣膜病变

#### 临床特征

类癌性心脏病(CHD)的发病率为 11%~70%[87]。患者可出现右侧杂音(三尖瓣和肺动脉瓣)、周围水肿、腹腔积液和其他右侧心力衰竭症状[95]。

#### 病理生理学

最常被引用的病理生理学机制恰好是一个血清素介导的过程。5-羟色胺与心脏中普遍存在的 5-羟色胺受体 2B(5-HT2B)受体的结合,解释了冠心病的临床表现[87]。

血清素和其他血管活性胺刺激肌成纤维细胞表面的 5-HT2B 受体,这会导致心内膜纤维化和黏液瘤物质沉着。此外,Telotristat,一种新型色氨酸羟化酶抑制剂,在 landmark TELESTAR (Telotristat Etiprate 用于生长抑素类似物未充分控制类癌综合征)Ⅲ期试验中的两名患者中延缓了 CHD,进一步肯定血清素在这种情况下的作用[87]。

> **临床扩展**
>
> **类癌性心脏病**
>
> 类癌性心脏病往往涉及心脏的右侧比左侧更多,这是因为在肺中的血清素失活。这导致心脏左侧远离血管活性胺[95]。
>
> 事实上,由于 5-羟色胺在某种程度上可以绕过"肺失活",因此,合并心内分流的患者会出现左侧心脏受累[87]。
>
> 左侧类癌性心脏病在高疾病负担(压倒灭活系统),或位于支气管肺树的类癌的情况下也很常见[95]。

### 4.4.5 其他皮肤表现(糙皮病)

#### 临床特征

糙皮病在许多医学文献中被描述为由皮炎、腹泻、痴呆和死亡组成的综合征。记忆"4D"是许多医学专业人士所熟知的。它是一种光敏性皮疹,往往涉及阳光照射的部位,如面部,颈部和前臂。皮疹的特征为色素过多和鳞片状[96]。

### 病理生理学

糖皮病的发生是由于色氨酸从烟酸合成到血清素合成的显著分流。这在有相当大转移性类癌负担的患者中更为严重[97]。

类癌综合征的其他皮肤表现包括硬皮病[98]、白癜风、银屑病、花斑癣和 Campbell de Morgan 斑(樱桃红血管瘤)。确切的机制尚不清楚,但可能是由于许多血管活性物质的皮肤作用,包括前列腺素、血清素、组胺和缓激肽[99]。

---

#### ☀ 病理生理学扩展

**胃酸缺乏诱导的类胃癌**

胃酸缺乏如何导致类胃癌的形成?见图 4.4。

---

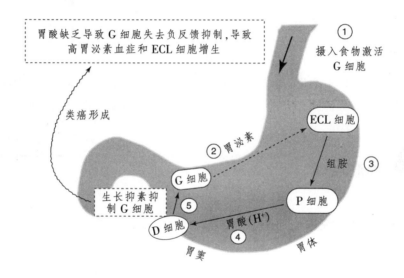

**图 4.4** 胃酸缺乏诱导类胃癌形成的示意图。摄入食物会激活胃的 G 细胞(步骤 1)。胃窦中的 G 细胞在摄入食物后释放胃泌素(步骤 2)。胃泌素可以与胃嗜铬样(ECL)细胞上的 CCK 受体结合(虚线箭头),诱导组胺的释放(步骤 3)。组胺与胃壁细胞膜上的 H2 受体结合,诱导盐酸的释放(步骤 4)。肠道的酸性环境对于刺激胰腺 δ 细胞释放生长抑素至关重要(步骤 5)。生长抑素是负反馈抑制 G 细胞胃泌素释放过程中的关键因子。在恶性贫血(抗胃壁细胞受体抗体介导的贫血)中可能发生在胃酸缺乏的情况下,这种涉及生长抑素的负反馈回路受到损害。这可以导致胃泌素从 G 细胞中不受控制地释放[100]。胃泌素除了刺激胃 ECL 细胞增加组胺产生外,还可以导致其不受抑制地增殖(增生)(虚线框)。这种不受控制的增殖可使细胞获得性突变,甚至导致实际的肿瘤发生(类癌形成)[100]。(Based on Nikou et al.[100])

💡 **临床查房时可能出现的问题**

**在没有肝转移的情况下,哪些神经内分泌肿瘤(NET)会出现类癌综合征(CS)?**

传统上认为,CS 仅在生物活性神经肽绕过肝脏失活导致胃肠道疾病患者体内循环暴露这些激素时发生。值得注意的是,在没有肝转移的情况下,来自卵巢、睾丸和胰腺的网状细胞可以出现 CS[87]。

**类癌和类癌综合征的定义**

**类癌/类癌瘤**

这些是来源于肠嗜铬细胞的细胞肿瘤[102]。1907 年 Oberndorfer 描述了类癌或类癌瘤的临床特征。他报道了类癌的以下特征,即小、未分化、边界清晰、生长缓慢[103]。

类癌瘤现在被认为是具有恶性倾向的肿瘤,并在 2000 年被世界卫生组织重新定义为神经内分泌肿瘤(NET)[104]。以前提到的 NET 包括类癌、无色素瘤、嗜银细胞瘤和嗜银细胞癌[104]。

**类癌综合征**

类癌综合征是指类癌将各种肽和血管活性胺直接释放到体循环中,尤其是在肺或肝转移的情况下更多见[102]。

# 4.5 血管活性肠肽瘤

## 4.5.1 肾外失水导致脱水

**临床特征**

分泌性腹泻是 WDHA(水样腹泻、低钾血症、低氯醇或无氯醇)综合征的一个组成部分,其是在血管活性肠肽瘤患者中观察到的常见四分体。由于胃肠液和电解质的大量流失,患者可能出现脱水,从而导致低血压和急性肾损伤[105]。

**病理生理学**

血管活性肠肽(VIP)在肠上皮水平上增强环磷酸腺苷(cAMP)的作用[106],并通过各种细胞内过程增加肠道运动,以增加胃肠液输出和电解质损失[105,107]。

### ☀ 临床扩展

神经内分泌肿瘤的慢性腹泻：

- 血管活性肠肽瘤一般认为是属于 MEN-1 的胰腺神经内分泌疾病中的一种[108]。
- 由于过量胃酸的肠道吸收不理想,佐林格–埃利森综合征(胃泌素瘤)也会发生慢性腹泻。在美国国立卫生研究院(NIH)一项 2000 多名受试者的研究中,空腹血清胃泌素水平与作为佐林格–埃利森综合征表现特征的腹泻呈正相关[109]。

### 💡 临床查房时可能出现的问题

**血管活性肠肽瘤患者的生化异常是什么？** 见表 4.7。

**什么是血管活性肠肽(VIP)?**

- 它是一种具有内在腺苷酸环化酶激活特性的多肽[110]。
- 它在各种组织中表达,包括中枢神经系统和胃肠道、呼吸道和生殖道[110]。

**VIP 的影响**

- 胃肠平滑肌收缩。
- 血管舒张。
- 胃肠道和胰腺分泌增加[111]。

**简要讨论胰腺除血管活性肠肽瘤和胰高血糖素瘤外的其他神经内分泌肿瘤(NET)**

胰岛由不同的细胞类型组成(见表 4.8)。有几项关于 NET 的发病机制模型的报道[125],远远超出了本书的范围。尽管如此,简单来说,胰腺 NET 是从能够分化成各种胰腺细胞亚型的胰腺导管干细胞中衍生出来的[126,127]。

胰腺起源的其他位置包括胃泌素瘤、胰岛素瘤、生长抑素瘤和胰腺癌。这些位置的临床特征的病理生理学见表 4.9。

**表 4.7 血管活性肠肽瘤综合征生化异常的病理生理学基础**

| 生化异常 | 机制 |
| --- | --- |
| 低钾血症 | 1.腹泻引起的胃肠道损失[105] |
| | 2.容量收缩引起的继发性醛固酮增多症[105] |
| | 3.肠细胞钾的损失[105] |
| 高钙血症 | MEN1 引起的甲状旁腺功能亢进症[105] |
| 阴离子间隙正常的代谢性酸中毒 | 腹泻[105] |

Adapted from Abu–Zaid et al[105].

表 4.8    胰岛细胞及其相应激素

| 胰岛细胞(占比) | 分泌的激素 | 功能 |
|---|---|---|
| β 细胞<br>(50%~70%) | 胰岛素和胰岛淀粉素 | 胰岛素增加外周葡萄糖摄取，减少肝脏糖异生和糖原分解[112,113]<br>胰岛淀粉素减缓胃排空，刺激饱腹感[114] |
| α 细胞<br>(20%~30%) | 胰高血糖素 | 刺激肝脏糖异生和糖原分解<br>在长时间禁食期间刺激肝酮生成[115,116] |
| δ 细胞(10%) | 生长抑素 | 抑制胰岛素、胰高血糖素和 PP 的分泌[112] |
| PP 细胞(2%) | 胰多肽 | 抑制胰高血糖素的分泌，起到饱腹激素的作用[112] |
| ε 细胞(1%) | 生长激素释放多肽 | 在葡萄糖负荷后抑制胰岛素释放。刺激生长激素分泌，也被称为"饥饿激素"[117] |
| G 细胞 (很少) | 促胃液素 | 胰腺胃泌素产生细胞存在于胚胎发育过程中，但在成人后经历退化。然而，胃泌素的再表达可发生在胰腺神经内分泌肿瘤(佐林格-埃利森综合征)发生的情况下[118]。高胃泌素血症的影响见表 4.9 |
| EC 细胞 (稀有) | 血清素 | 类癌综合征的典型特征[123,124] |

GH，生长激素；EC，肠嗜铬细胞；PP，胰多肽。Adapted from Refs[112–118,123,124].

表 4.9    胰腺其他神经内分泌肿瘤

| 胰腺神经内分泌肿瘤 | 临床特点(病理生理学) |
|---|---|
| 胰岛素瘤 | 惠普尔三联征(高胰岛素血症引起的糖原分解和糖异生减少。此外，胰岛素促进外周组织葡萄糖的摄取增加)[119]<br>体重增加(胰岛素的合成代谢作用)[119] |
| 促胃液素瘤 | 多发性消化性溃疡(高胃泌素血症导致胃酸分泌增加)[120]<br>分泌性腹泻(胃酸分泌增加减少肠道转运时间)[120] |
| 胰腺多肽瘤 | 体重减轻和腹部不适(刺激胃肠酶分泌)[121] |
| 生长抑素瘤 | 复杂的胆结石(生长抑素降低胆囊收缩力和分泌，导致淤塞和结石形成)[122]<br>脂肪热(胆囊胆汁分泌受损)[122]<br>高血糖并发症(胰岛素分泌抑制)[122] |

Adapted from Refs[119–122].

# 参考文献

1. Karadağ AS, You Y, Danarti R, Al-Khuzaei S, Chen W. Acanthosis nigricans and the metabolic syndrome. Clin Dermatol. 2018;36:48–53.
2. Bustan RS, Wasim D, Yderstræde KB, Bygum A. Specific skin signs as a cutaneous marker of diabetes mellitus and the prediabetic state – a systematic review. Dan Med J. 2017;64:A5316.
3. Duff M, Demidova O, Blackburn S, Shubrook J. Cutaneous manifestations of diabetes mellitus. Clin Diabetes. 2015;33:40–8.
4. Mistry BD, Alavi A, Ali S, Mistry N. A systematic review of the relationship between glycemic control and necrobiosis lipoidica diabeticorum in patients with diabetes mellitus. Int J Dermatol. 2017;56:1319–27.
5. Gentile S, Strollo F, Ceriello A. Lipodystrophy in insulin-treated subjects and other injection-site skin reactions: are we sure everything is clear? Diabetes Ther. 2016;7:401–9.
6. Heinemann L. Insulin absorption from lipodystrophic areas: a (neglected) source of trouble for insulin therapy? J Diabetes Sci Technol. 2010;4:750–3.
7. Deng N, Zhang X, Zhao F, Wang Y, He H. Prevalence of lipohypertrophy in insulin-treated diabetes patients: a systematic review and meta-analysis. J Diabetes Investig. 2018;9:536–43.
8. Thornsberry LA, English JC. Etiology, diagnosis, and therapeutic management of granuloma annulare: an update. Am J Clin Dermatol. 2013;14:279–90.
9. Atkinson MA, Eisenbarth GS, Michels AW. Type 1 diabetes. Lancet. 2014;383:69–82.
10. DeFronzo RA. Pathogenesis of type 2 diabetes mellitus. Med Clin N Am. 2004;88:787–835.
11. Plows JF, Stanley JL, Baker PN, Reynolds CM, Vickers MH. The pathophysiology of gestational diabetes mellitus. Int J Mol Sci. 2018;19(11):3342. https://doi.org/10.3390/ijms19113342.
12. Kayani K, Mohammed R, Mohiaddin H. Cystic fibrosis-related diabetes. Front Endocrinol. 2018;9:20.
13. Shivaswamy V, Boerner B, Larsen J. Post-transplant diabetes mellitus: causes, treatment, and impact on outcomes. Endocr Rev. 2016;37:37–61.
14. American Diabetes Association. 2. Classification and diagnosis of diabetes: standards of medical care in diabetes-2020. Diabetes Care. 2020;43:S14–31.
15. Hart PA, Bellin MD, Andersen DK, et al. Type 3c (pancreatogenic) diabetes mellitus secondary to chronic pancreatitis and pancreatic cancer. Lancet Gastroenterol Hepatol. 2016;1:226–37.
16. Fajans SS, Bell GI. MODY: history, genetics, pathophysiology, and clinical decision making. Diabetes Care. 2011;34:1878–84.
17. Weinreich SS, Bosma A, Henneman L, Rigter T, Spruijt CM, Grimbergen AJ, et al. A decade of molecular genetic testing for MODY: a retrospective study of utilization in The Netherlands. Eur J Hum Genet. 2015;23:29–33.
18. Carlsson S. Etiology and pathogenesis of latent autoimmune diabetes in adults (LADA) compared to type 2 diabetes. Front Physiol. 2019;10:320.
19. Spellberg B, Edwards J, Ibrahim A. Novel perspectives on mucormycosis: pathophysiology, presentation, and management. Clin Microbiol Rev. 2005;18:556–69.
20. Vijayabala GS, Annigeri RG, Sudarshan R. Mucormycosis in a diabetic ketoacidosis patient. Asian Pac J Trop Biomed. 2013;3:830–3.
21. Schulz C, Moore J, Hassan D, Tamsett E, Smith CF. Addressing the 'forgotten art of "fundoscopy"': evaluation of a novel teaching ophthalmoscope'. Eye (Lond). 2016;30:375–84.
22. Singh R, Ramasamy K, Abraham C, Gupta V, Gupta A. Diabetic retinopathy: an update. Indian J Ophthalmol. 2008;56:179–88.
23. Corcóstegui B, Durán S, González-Albarrán MO, Hernández C, Ruiz-Moreno JM, Salvador J, et al. Update on diagnosis and treatment of diabetic retinopathy: a consensus guideline of the Working Group of Ocular Health (Spanish Society of Diabetes and Spanish Vitreous and Retina Society). J Ophthalmol. 2017;2017:8234186. https://doi.org/10.1155/2017/8234186.
24. Tarr JM, Kaul K, Chopra M, Kohner EM, Chibber R. Pathophysiology of diabetic retinopathy. ISRN Ophthalmol. 2013;2013:343560. https://doi.org/10.1155/2013/343560.
25. Yan L. Redox imbalance stress in diabetes mellitus: role of the polyol pathway. Animal Model Exp Med. 2018;1:7–13.
26. Stitt AW. AGEs and diabetic retinopathy. Invest Ophthalmol Vis Sci. 2010;51:4867–74.
27. Zong H, Ward M, Stitt AW. AGEs, RAGE, and diabetic retinopathy. Curr Diab Rep. 2011;11:244–52.

28. Wang W, Lo ACY. Diabetic retinopathy: pathophysiology and treatments. Int J Mol Sci. 2018;19(6):1816. https://doi.org/10.3390/ijms19061816.

29. Duh EJ, Sun JK, Stitt AW. Diabetic retinopathy: current understanding, mechanisms, and treatment strategies. JCI Insight. 2017;2(14):e93751. https://doi.org/10.1172/jci.insight.93751.

30. Pollreisz A, Schmidt-Erfurth U. Diabetic cataract—pathogenesis. J Ophthalmol. 2010;2010:608751. https://doi.org/10.1155/2010/608751.

31. Clayton W, Elasy TA. A review of the pathophysiology, classification, and treatment of foot ulcers in diabetic patients. Clin Diabetes. 2009;27:52–8.

32. Pendsey SP. Understanding diabetic foot. Int J Diabetes Dev Ctries. 2010;30:75–9.

33. Clements RS. Dietary myo-inositol and diabetic neuropathy. Adv Exp Med Biol. 1979;119:287–94.

34. Zychowska M, Rojewska E, Przewlocka B, Mika J. Mechanisms and pharmacology of diabetic neuropathy – experimental and clinical studies. Pharmacol Rep. 2013;65:1601–10.

35. Xu L, Huang Z, He X, Wan X, Fang D, Li Y. Adverse effect of metformin therapy on serum vitamin B12 and folate: short-term treatment causes disadvantages? Med Hypotheses. 2013;81:149–51.

36. Esmaeilzadeh S, Gholinezhad-Chari M, Ghadimi R. The effect of metformin treatment on the serum levels of homocysteine, folic acid, and vitamin B12 in patients with polycystic ovary syndrome. J Hum Reprod Sci. 2017;10:95.

37. Aroda VR, Edelstein SL, Goldberg RB, et al. Long-term metformin use and vitamin B12 deficiency in the diabetes prevention program outcomes study. J Clin Endocrinol Metab. 2016;101:1754–61.

38. Jayabalan B, Low LL. Vitamin B supplementation for diabetic peripheral neuropathy. Singap Med J. 2016;57:55–9.

39. Fonseca VA, Lavery LA, Thethi TK, Daoud Y, DeSouza C, Ovalle F, et al. Metanx in type 2 diabetes with peripheral neuropathy: a randomized trial. Am J Med. 2013;126:141–9.

40. Akinlade KS, Agbebaku SO, Rahamon SK, Balogun WO. Vitamin B12 levels in patients with type 2 diabetes mellitus on metformin. Ann Ib Postgrad Med. 2015;13:79–83.

41. Oyer DS, Saxon D, Shah A. Quantitative assessment of diabetic peripheral neuropathy with use of the clanging tuning fork test. Endocr Pract. 2007;13:5–10.

42. Petersen KF, Shulman GI. Etiology of insulin resistance. Am J Med. 2006;119:S10–6.

43. Leguisamo NM, Lehnen AM, Machado UF, Okamoto MM, Markoski MM, Pinto GH, et al. GLUT4 content decreases along with insulin resistance and high levels of inflammatory markers in rats with metabolic syndrome. Cardiovasc Diabetol. 2012;11:100.

44. Xu P-T, Song Z, Zhang W-C, Jiao B, Yu Z-B. Impaired translocation of GLUT4 results in insulin resistance of atrophic soleus muscle. Biomed Res Int. 2015;2015:291987. https://doi.org/10.1155/2015/291987.

45. Atkinson BJ, Griesel BA, King CD, Josey MA, Olson AL. Moderate GLUT4 overexpression improves insulin sensitivity and fasting triglyceridemia in high-fat diet–fed transgenic mice. Diabetes. 2013;62:2249–58.

46. Shanik MH, Xu Y, Škrha J, Dankner R, Zick Y, Roth J. Insulin resistance and hyperinsulinemia: is hyperinsulinemia the cart or the horse? Diabetes Care. 2008;31:S262–8.

47. Young J, Morbois-Trabut L, Couzinet B, et al. Type A insulin resistance syndrome revealing a novel lamin A mutation. Diabetes. 2005;54:1873–8.

48. Malek R, Chong AY, Lupsa BC, Lungu AO, Cochran EK, Soos MA, et al. Treatment of type B insulin resistance: a novel approach to reduce insulin receptor autoantibodies. J Clin Endocrinol Metab. 2010;95:3641–7.

49. Hong JH, Kim HJ, Park KS, Ku BJ. Paradigm shift in the management of type B insulin resistance. Ann Transl Med. 2018;6(suppl 2):S98. https://doi.org/10.21037/atm.2018.11.21.

50. Diamanti-Kandarakis E, Dunaif A. Insulin resistance and the polycystic ovary syndrome revisited: An update on mechanisms and implications. Endocr Rev. 2012;33:981–1030.

51. Nijim Y, Awni Y, Adawi A, Bowirrat A. Classic case report of donohue syndrome (Leprechaunism; OMIM *246200): the impact of consanguineous mating. Medicine (Baltimore). 2016;95:e2710.

52. Hodson K, Man CD, Smith FE, Thelwall PE, Cobelli C, Robson SC, et al. Mechanism of insulin resistance in normal pregnancy. Horm Metab Res. 2013;45:567–71.

53. Bathi RJ, Parveen S, Mutalik S, Rao R. Rabson-Mendenhall syndrome: two case reports and a brief review of the literature. Odontology. 2010;98:89–96.

54. Wilcox G. Insulin and insulin resistance. Clin Biochem Rev. 2005;26:19–39.

55. Jeninga EH, de Vroede M, Hamers N, Breur JMPJ, Verhoeven-Duif NM, Berger R, et al. A patient with congenital generalized Lipodystrophy due to a novel mutation in BSCL2: indica-

tions for secondary mitochondrial dysfunction. JIMD Rep. 2011;4:47–54.

56. Agarwal AK, Barnes RI, Garg A. Genetic basis of congenital generalized lipodystrophy. Int J Obes Relat Metab Disord. 2004;28:336–9.

57. Rogowicz-Frontczak A, Majchrzak A, Zozulińska-Ziółkiewicz D. Insulin resistance in endocrine disorders - treatment options. Endokrynol Pol. 2017;68:334–51.

58. Castro PG, de León AM, Trancón JG, Martínez PÁ, Álvarez Pérez JA, Fernández Fernández JC, et al. Glucagonoma syndrome: a case report. J Med Case Rep. 2011;5:402.

59. Brenta G. Why can insulin resistance be a natural consequence of thyroid dysfunction? J Thyroid Res. 2011;2011:9. https://doi.org/10.4061/2011/152850.

60. Komada H, Hirota Y, So A, Nakamura T, Okuno Y, Fukuoka H, et al. Insulin secretion and insulin sensitivity before and after surgical treatment of pheochromocytoma or paraganglioma. J Clin Endocrinol Metab. 2017;102:3400–5.

61. Olarescu NC, Bollerslev J. The impact of adipose tissue on insulin resistance in acromegaly. Trends Endocrinol Metab. 2016;27:226–37.

62. Belo SPM, Magalhães ÂC, Freitas P, Carvalho DM. Familial partial lipodystrophy, Dunnigan variety – challenges for patient care during pregnancy: a case report. BMC Res Notes. 2015;8:140.

63. Bourron O, Vigouroux C, Halbron M, Touati EB, Capel E, Caron-Debarle M, et al. Association of type B Insulin resistance and type 1 diabetes resulting in ketoacidosis. Diabetes Care. 2012;35:e4.

64. Chen X, Wang H, Wu B, Dong X, Liu B, Chen H, et al. One novel 2.43Kb deletion and one single nucleotide mutation of the INSR gene in a Chinese neonate with Rabson-Mendenhall syndrome. J Clin Res Pediatr Endocrinol. 2018;10:183–7.

65. Moore MM, Bailey AM, Flannery AH, Baum RA. Treatment of diabetic ketoacidosis with intravenous U-500 insulin in a patient with Rabson-Mendenhall syndrome: a case report. J Pharm Pract. 2017;30:468–75.

66. Ben Abdelaziz R, Ben Chehida A, Azzouz H, Boudabbous H, Lascols O, Ben Turkia H, et al. A novel homozygous missense mutation in the insulin receptor gene results in an atypical presentation of Rabson-Mendenhall syndrome. Eur J Med Genet. 2016;59:16–9.

67. Gupta J, Daniel JM, Vasudevan V. Rabson-Mendenhall syndrome. J Indian Soc Pedodontics Preventive Dent. 2012;30:279.

68. Sinnarajah K, Dayasiri MBKC, Dissanayake NDW, Kudagammana ST, Jayaweera AHHM. Rabson Mendenhall syndrome caused by a novel missense mutation. Int J Pediatr Endocrinol. 2016;2016(1):21. https://doi.org/10.1186/s13633-016-0039-1.

69. Chong YH, Taylor BJ, Wheeler BJ. Renal manifestations of severe Rabson-Mendenhall syndrome: a case report. J Diabetes Metab Disord. 2013;12:7.

70. Fu Z, Gilbert ER, Liu D. Regulation of insulin synthesis and secretion and pancreatic Beta-cell dysfunction in diabetes. Curr Diabetes Rev. 2013;9:25–53.

71. Tokarz VL, MacDonald PE, Klip A. The cell biology of systemic insulin function. J Cell Biol. 2018;217:2273–89.

72. Henquin J-C. The dual control of insulin secretion by glucose involves triggering and amplifying pathways in β-cells. Diabetes Res Clin Pract. 2011;93(Suppl 1):S27–31.

73. Skelin Klemen M, Dolenšek J, Slak Rupnik M, Stožer A. The triggering pathway to insulin secretion: functional similarities and differences between the human and the mouse β cells and their translational relevance. Islets. 2017;9:109–39.

74. Rorsman P, Braun M. Regulation of insulin secretion in human pancreatic islets. Annu Rev Physiol. 2013;75:155–79.

75. Seino S, Shibasaki T, Minami K. Dynamics of insulin secretion and the clinical implications for obesity and diabetes. J Clin Invest. 2011;121:2118–25.

76. Singh B, Saxena A. Surrogate markers of insulin resistance: a review. World J Diabetes. 2010;1:36–47.

77. Satin LS, Butler PC, Ha J, Sherman AS. Pulsatile insulin secretion, impaired glucose tolerance and type 2 diabetes. Mol Asp Med. 2015;42:61–77.

78. Hou JC, Min L, Pessin JE. Insulin granule biogenesis, trafficking and exocytosis. Vitam Horm. 2009;80:473–506.

79. Tolliver S, Graham J, Kaffenberger BH. A review of cutaneous manifestations within glucagonoma syndrome: necrolytic migratory erythema. Int J Dermatol. 2018;57:642–5.

80. Huo J, Liu P, Chen X, Wu J, An J, Ren J. Delayed diagnosis of glucagonoma syndrome: a case report. Int J Dermatol. 2016;55:1272–4.

81. Corrias G, Horvat N, Monti S, Basturk O, Lin O, Saba L, et al. Malignant transformation of glucagonoma with SPECT/CT In-111 OctreoScan features: a case report. Medicine

(Baltimore). 2017;96:e9252.

82. Tseng H-C, Liu C-T, Ho J-C, Lin S-H. Necrolytic migratory erythema and glucagonoma rising from pancreatic head. Pancreatology. 2013;13:455–7.

83. Albrechtsen NJW, Challis BG, Damjanov I, Jens JH. Do glucagonomas always produce glucagon? Bosn J Basic Med Sci. 2016;16:1–7.

84. Zhang K, Lehner LJ, Praeger D, Baumann G, Knebel F, Quinkler M, et al. Glucagonoma-induced acute heart failure. Endocrinol Diabetes Metab Case Rep. 2014;2014:140061. https://doi.org/10.1530/EDM-14-0061.

85. Demir OM, Paschou SA, Ellis HC, Fitzpatrick M, Kalogeropoulos AS, Davies A, et al. Reversal of dilated cardiomyopathy after glucagonoma excision. Hormones (Athens). 2015;14:172–3.

86. John AM, Schwartz RA. Glucagonoma syndrome: a review and update on treatment. J Eur Acad Dermatol Venereol. 2016;30:2016–22.

87. Ito T, Lee L, Jensen RT. Carcinoid-syndrome: recent advances, current status and controversies. Curr Opin Endocrinol Diabetes Obes. 2018;25:22.

88. Liu EH, Solorzano CC, Katznelson L, Vinik AI, Wong R, Randolph G. AACE/ACE disease state clinical review: diagnosis and management of midgut carcinoids. Endocr Pract. 2015;21:534–45.

89. Hannah-Shmouni F, Stratakis CA, Koch CA. Flushing in (neuro)endocrinology. Rev Endocr Metab Disord. 2016;17:373–80.

90. Matthes S, Bader M. Peripheral serotonin synthesis as a new drug target. Trends Pharmacol Sci. 2018;39:560–72.

91. Frazer A, Hensler JG. Chapter 13: serotonin receptors. In: Siegel GJ, Agranoff BW, Albers RW, Fisher SK, Uhler MD, editors. Basic neurochemistry: molecular, cellular, and medical aspects. Philadelphia: Lippincott-Raven; 1999. p. 263–92.

92. Kulke MH, Hörsch D, Caplin ME, et al. Telotristat ethyl, a tryptophan hydroxylase inhibitor for the treatment of carcinoid syndrome. JCO. 2016;35:14–23.

93. Biçer EN, Öztürk AB, Ozyigit LP, Erus S, Tanju S, Dilege Ş, et al. A case of uncontrolled severe asthma patient with coexisting carcinoid tumor presenting as pneumomediastinum. J Asthma. 2015;52:1095–8.

94. Bertino EM, Confer PD, Colonna JE, Ross P, Otterson GA. Pulmonary neuroendocrine/carcinoid tumors. Cancer. 2009;115:4434–41.

95. Hassan SA, Banchs J, Iliescu C, Dasari A, Lopez-Mattei J, Yusuf SW. Carcinoid heart disease. Heart. 2017;103:1488–95.

96. Savvidou S. Pellagra: a non-eradicated old disease. Clin Pract. 2014;4(1):637. https://doi.org/10.4081/cp.2014.637.

97. Crook MA. The importance of recognizing pellagra (niacin deficiency) as it still occurs. Nutrition. 2014;30:729–30.

98. Bell HK, Poston GJ, Vora J, Wilson NJE. Cutaneous manifestations of the malignant carcinoid syndrome. Br J Dermatol. 2005;152:71–5.

99. Kleyn CE, Bell H, Postin G, Wilson N. Cutaneous manifestations of the malignant carcinoid syndrome1. J Am Acad Dermatol. 2004;50:P113.

100. Nikou GC, Angelopoulos TP. Current concepts on gastric carcinoid tumors. Gastroenterol Res Pract. 2012;2012:287825. https://doi.org/10.1155/2012/287825.

101. Hou W, Schubert ML. Treatment of gastric carcinoids. Curr Treat Options Gastroenterol. 2007;10:123–33.

102. Dierdorf SF. Carcinoid tumor and carcinoid syndrome. Curr Opin Anaesthesiol. 2003;16:343–7.

103. Soga J. The term "carcinoid" is a misnomer: the evidence based on local invasion. J Exp Clin Cancer Res. 2009;28:15.

104. Oronsky B, Ma PC, Morgensztern D, Carter CA. Nothing but NET: a review of neuroendocrine tumors and carcinomas. Neoplasia. 2017;19:991–1002.

105. Abu-Zaid A, Azzam A, Abudan Z, Algouhi A, Almana H, Amin T. Sporadic pancreatic vasoactive intestinal peptide-producing tumor (VIPoma) in a 47-year-old male. Hematol Oncol Stem Cell Ther. 2014;7:109–15.

106. Hagen BM, Bayguinov O, Sanders KM. VIP and PACAP regulate localized Ca2+ transients via cAMP-dependent mechanism. Am J Phys Cell Phys. 2006;291:C375–85.

107. Tang B, Yong X, Xie R, Li Q-W, Yang S-M. Vasoactive intestinal peptide receptor-based imaging and treatment of tumors (Review). Int J Oncol. 2014;44:1023–31.

108. Fujiya A, Kato M, Shibata T, Sobajima H. VIPoma with multiple endocrine neoplasia type 1 identified as an atypical gene mutation. BMJ Case Rep. 2015;2015:bcr2015213016. https://

doi.org/10.1136/bcr-2015-213016.

109. Berna MJ, Hoffmann KM, Serrano J, Gibril F, Jensen RT. Serum gastrin in Zollinger-Ellison syndrome: I. prospective study of fasting serum gastrin in 309 patients from the National Institutes of Health and comparison with 2229 cases from the literature. Medicine (Baltimore). 2006;85:295–330.

110. Remme CA, de Groot GH, Schrijver G. Diagnosis and treatment of VIPoma in a female patient. Eur J Gastroenterol Hepatol. 2006;18:93–9.

111. Apodaca-Torrez FR, Triviño M, Lobo EJ, Goldenberg A, Triviño T. Extra-pancreatic vipoma. Arq Bras Cir Dig. 2014;27:222–3.

112. Da Silva XG. The cells of the islets of Langerhans. J Clin Med. 2018;7(3):54. https://doi.org/10.3390/jcm7030054.

113. Brereton MF, Vergari E, Zhang Q, Clark A. Alpha-, Delta- and PP-cells. J Histochem Cytochem. 2015;63:575–91.

114. Kiriyama Y, Nochi H. Role and cytotoxicity of amylin and protection of pancreatic islet β-cells from amylin cytotoxicity. Cell. 2018;7(8):95. https://doi.org/10.3390/cells7080095.

115. Briant L, Salehi A, Vergari E, Zhang Q, Rorsman P. Glucagon secretion from pancreatic α-cells. Ups J Med Sci. 2016;121:113–9.

116. Iki K, Pour PM. Distribution of pancreatic endocrine cells including IAPP-expressing cells in non-diabetic and type 2 diabetic cases. J Histochem Cytochem. 2007;55:111–8.

117. Napolitano T, Silvano S, Vieira A, Balaji S, Garrido-Utrilla A, Friano ME, et al. Role of ghrelin in pancreatic development and function. Diabetes Obes Metab. 2018;20(Suppl 2):3–10.

118. Smith JP, Fonkoua LK, Moody TW. The role of gastrin and CCK receptors in pancreatic cancer and other malignancies. Int J Biol Sci. 2016;12:283–91.

119. Shin JJ, Gorden P, Libutti SK. Insulinoma: pathophysiology, localization and management. Future Oncol. 2010;6:229–37.

120. Zhang WD, Liu DR, Wang P, Zhao JG, Wang ZF, Chen L. Clinical treatment of gastrinoma: a case report and review of the literature. Oncol Lett. 2016;11:3433–7.

121. Ligiero Braga T, Santos-Oliveira R. PPoma review: epidemiology, aetiopathogenesis, prognosis and treatment. Diseases. 2018;6(1):8. https://doi.org/10.3390/diseases6010008.

122. Williamson J, Thorn C, Spalding D, Williamson R. Pancreatic and peripancreatic somatostatinomas. Ann R Coll Surg Engl. 2011;93:356–60.

123. Tsoukalas N, Chatzellis E, Rontogianni D, Alexandraki KI, Boutzios G, Angelousi A, et al. Pancreatic carcinoids (serotonin-producing pancreatic neuroendocrine neoplasms). Medicine. 2017;96(16):e6201. https://doi.org/10.1097/MD.0000000000006201.

124. La Rosa S, Franzi F, Albarello L, Schmitt A, Bernasconi B, Tibiletti MG, et al. Serotonin-producing enterochromaffin cell tumors of the pancreas: clinicopathologic study of 15 cases and comparison with intestinal enterochromaffin cell tumors. Pancreas. 2011;40:883–95.

125. Oberg K, Casanovas O, Castaño JP, et al. Molecular pathogenesis of neuroendocrine tumors: implications for current and future therapeutic approaches. Clin Cancer Res. 2013;19:2842–9.

126. Gaur P, Sceusi EL, Samuel S, et al. Identification of cancer stem cells in human gastrointestinal carcinoid and neuroendocrine tumors. Gastroenterology. 2011;141:1728–37.

127. Dai H, Hong X, Wang X, Lin C, Wu W, Zhao Y. Pancreatic neuroendocrine tumor cancer stem cells: potential novel therapeutic targets? Trans Cancer Res. 2016;5:860–70.

# 第 5 章

# 甲状旁腺疾病及代谢性骨病

**学习目标**

在本章结束时,你将能够重点学到以下的内容:

1.认识高钙血症和低钙血症对各种器官的影响。

2.了解甲状旁腺激素(PTH)在破骨细胞生成中的作用。

3.了解经典的奥尔布赖特遗传性假性甲状旁腺功能减退症骨营养不良表型的机制。

4.了解骨 Paget 病临床特点的病理生理学。

5.了解维生素 D 抵抗性佝偻病和低磷血症性佝偻病的病理生理学。

## 5.1 甲状旁腺功能亢进症

### 5.1.1 急腹症

**临床特征**

甲状旁腺功能亢进症患者可表现出各种非特异性腹部不适的症状,表现为急腹症、急性胰腺炎和高胃泌素血症的并发症,如消化性溃疡疾病,可能需要急性外科手术[1]。自 20 世纪 50 年代首次被提出后,甲状旁腺功能亢进症一直与急性胰腺炎相关[1]。2006 年的一项研究表明,甲状旁腺功能亢进症患者患胰腺炎的风险是普通人群对照组的 28 倍[2]。

**病理生理学**

甲状旁腺功能亢进症的胃肠道表现一般认为由高血钙所致:

1.甲状旁腺功能亢进症和高胃泌素血症之间可能与多发性内分泌肿瘤综合征 1 型或高

血钙和胃泌素水平之间直接相关[1]。

2.由于甲状旁腺功能亢进引起的高钙血症可能导致胰腺的钙沉积,从而损害胰管的引流,导致胰腺阻塞和炎症。此外,高钙血症还可以促进非活性胰蛋白酶原向活性胰蛋白酶的转化。胰腺中的胰蛋白酶激活引发炎症级联反应,最终导致急性胰腺炎[1]。

## 5.1.2 脆性骨折

### 临床特征

年轻的甲状旁腺功能亢进症导致的骨折已有报道[3]。皮质骨密度的流失不成比例地高于松质骨,这使得桡骨远端是一个理想的位置来评估甲状旁腺亢进症患者的骨密度测定[4]。

### 病理生理学

在正常生理学中,PTH 与成骨细胞受体结合并通过复杂的过程激活各种生物因子。活化的成骨细胞表面结合的核因子 κB 受体活化剂配体(RANK-L)与破骨细胞表面的核因子 κB 受体活化剂(RANK)结合,以促进破骨细胞的活化,从而导致骨吸收增加。甲状旁腺素还抑制骨保护素(OPG)的合成,OPG 是 RANK-L 的一种可溶性受体,这导致更多的 RANK-L 可结合破骨细胞表面的 RANK(见图 5.1)[5-7]。

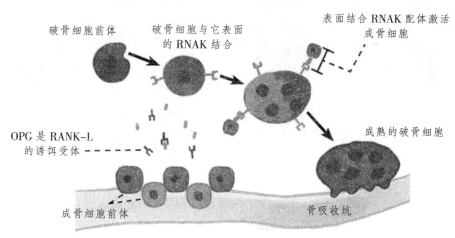

甲状旁腺激素(PTH)与成骨细胞 PTH-1R 受体结合启动破骨细胞的发生

**图 5.1** PTH 介导的成骨细胞-破骨细胞相互作用的示意图。PTH 与成骨细胞上的 PTH-1R(甲状旁腺激素-1受体)结合,这是破骨细胞最终活化的第一步。成骨细胞表面结合的 RANK-L 与破骨细胞上的 RANK 结合,导致破骨细胞前体分化为成熟破骨细胞。存在于骨吸收坑中的成熟破骨细胞负责释放羟基磷灰石晶体中的钙。骨保护素是 RANK-L 的可溶性诱饵受体,它对破骨细胞的激活提供负反馈抑制[11]。(Redrawn and modified from Ikeda and Takeshita.[11])

☀ 病理生理学扩展（表 5.1）

### 5.1.3 带状角膜病/白内障

**临床特征**

带状角膜病可以在很多疾病中出现，包括甲状旁腺功能亢进症。带状角膜病呈现白灰色的混浊，累及角膜，尤其是角膜的鼻部或颞部[12]。

**病理生理学**

其机制尚待阐明，可能是甲状旁腺功能亢进症引起的高钙血症导致钙和磷的溶度积增加，从而导致钙盐沉淀，钙盐可以沉积在角膜的前弹力层[12,13]。

### 5.1.4 高血压

**临床特征**

原发性甲状旁腺功能亢进症与高血压有密切关系。据报道，甲状旁腺功能亢进症患者中的高血压患者为 20%~80%，也很可能由研究对象的异质性所致[14]。一项涉及 4000 多名受试者的大型回顾性研究报道，当原发性甲状旁腺功能亢进症患者与匹配的对照组进行比较时，其全因死亡率和心血管特异性死亡率较高[15]。

**病理生理学**

1.PTH 水平升高激活肾素-血管紧张素-醛固酮（RAAS）。PTH 可以通过一个复杂的稳态系统引起肾素分泌的增加，这个系统包括血钙、25-羟基维生素 D 和肾 1α-羟化酶[16]。

2.PTH 与肾小球旁细胞上 PTH-1R 受体的结合刺激醛固酮的释放，引起醛固酮介导水钠滞留，从而导致血压升高[17]。

3.PTH 与心肌细胞表面 PTH-1R 结合，通过上调基因表达和蛋白质合成促进心肌细胞肥大[18]。

4.甲状旁腺功能亢进症引起血管平滑肌的血管扩张，但在高浓度的血甲状旁腺激素作

表 5.1　甲状旁腺功能亢进症的其他临床表现

| 临床表现 | 机制 |
|---|---|
| 鸡胸（胸部前部的一种夸张的突出物） | 多发性椎体骨折 |
| 远端指骨缩短 | 甲状旁腺素介导的骨吸收[9] |
| 钙质疏松症（皮肤发软、坏死和黑色焦痂） | 高磷酸钙溶解度产物导致的软组织钙化促进缺血和坏死[10] |

Adapted from Sharma[8] Lachungpa[9] and Erdel[10].

用下,由于内皮素-1 和白细胞介素-6 的释放增加,可以促进血管胶原的形成、内皮功能受损,最终导致血管舒张功能的丧失[16]。

---

### 🏛 病理生理学扩展

#### 钙敏感受体(CaSR)激活在调节血清钙中的作用

　　甲状旁腺膜上的钙敏感受体(CaSR)的作用:存在于甲状旁腺主细胞膜上的 CaSR 可感知细胞外钙水平,并通过钙离子内流调节钙浓度-编码甲状旁腺素合成[19]。

　　细胞外游离钙的增加激活 CaSR,引起细胞内级联反应(磷脂酶 C 和腺苷环化酶介导的过程),从而增加细胞内的钙浓度。存在于 PreProPTH 基因上的钙反应元件(CRE)检测细胞内高钙,可以下调 PTH 的转录和翻译。因此,甲状旁腺 CaSR 激活的净效应是 PTH 合成减少[20]。

　　肾脏钙敏感受体(CaSR):在高钙血症时,存在于髓袢(细尿管袢)(肾小管髓质部 U 型弯曲,从近曲小管的末端致远曲小管的起始)粗升支基底外侧表面的 CaSR 被激活。通过细胞内信号传递途径,导致钾通道和钠-钾腺苷三磷酸酶(Na-K-ATP 酶)下调。因此,吸收二价阳离子(如镁和钙)所需的管腔正电梯度受损。这使高钙尿和血钙减少。在髓袢中 CaSR 激活的净效应是血清钙的降低[21]。

　　家族性低钙尿高钙血症(FHH)是一种常染色体显性遗传疾病,其特征是 CaSR 基因功能缺失突变。因此,CaSR 无法检测细胞外液中游离钙的水平,导致甲状旁腺激素合成增加,在髓袢中,钙保存增加,导致轻度的高钙血症。

　　因此大多数患者无症状,但偶尔会发展成急性胰腺炎或胆石症。一名著名的内分泌学家提出对所有接受原发性甲状旁腺功能亢进症评估的患者都应该进行 24 小时尿钙排泄评估。这可以防止对 PTH 介导的低钙尿高钙血症患者疏忽甲状旁腺的探查[22]。

　　常染色体显性遗传的低血钙伴高钙尿症(ADHH)就是以 CaSR 的基因获得性突变为特征。如前文所述,甲状旁腺主细胞中 CaSR 的激活减少了 PTH 的合成,而在髓袢中,CaSR 的激活促进了高钙尿。因此,生化表型与特发性甲状旁腺功能减退症相似,即低钙血症和高磷血症,虽然 PTH 较低,但可检测到[23]。ADHH 患者在补钙后出现显著的 PTH 抑制,并且通常会增加患肾结石的风险(见第 5.2.1 节)[24,25](表 5.2)。

---

**表 5.2　钙敏感受体突变对 PTH 分泌及肾钙保存的影响**

|  | 病理生理学 | PTH | 血清钙 |
|---|---|---|---|
| FHH | CaSR 功能缺失突变 | 甲状旁腺素合成和分泌增加 | 肾钙重吸收增加引起的高钙血症[22] |
| ADHH | CaSR 的功能增强突变 | 甲状旁腺素合成和分泌减少 | 肾钙重吸收减少引起的低钙血症[23] |

ADHH,常染色体显性遗传低血钙伴高钙尿症;FHH,家族性低钙尿高钙血症;CaSR,钙敏感受体;PTH,甲状旁腺激素。

💡 **临床查房时可能出现的问题**

**原发性甲状旁腺功能亢进症的典型骨表现是什么?**

囊性纤维性骨炎(OFC)是一种罕见的严重原发性甲状旁腺功能亢进症的骨表现[26,27],据报道,其在发达国家的甲状旁腺功能亢进症中发病率为2%~5%[28]。原发性甲状旁腺功能亢进症的典型病变有时会导致病理性骨折,因此容易被误诊为恶性肿瘤[27,29]。基于放射学特征,OFC很难与恶性肿瘤区分开[29]。

组织学上它被描述为广泛的骨改建的特征,表现为显著的骨质减少、纤维化和出血。含铁血黄素是由于红细胞的分解而沉积,使其呈现典型的棕色变色,被广泛称为"棕色肿瘤"[27]。OFC的病变往往出现在下颌骨、长骨、肋骨和骨盆[30]。

**甲状旁腺激素(PTH)对骨骼有什么影响?**

甲状旁腺激素降低皮质骨骨密度的比值高于松质骨。桡骨远端皮质骨含量最高,是通过骨密度测定来评估甲状旁腺激素对骨影响的理想位置[31](表5.3)。

**高钙血症的各种病因的机制是什么?**(见表5.3)

**表5.3 高钙血症的发病机制**

| 机制 | 高钙血症的病因 |
| --- | --- |
| 破骨细胞介导的骨吸收增加 | 甲状旁腺功能亢进症[32] |
| | 甲状腺功能亢进症[32] |
| | PTHrp 介导的高钙血症[33] |
| | 锂(增加 PTH 设定值) |
| | 制动时间延长[32] |
| | 维生素 A 过多症[34] |
| 胃肠道钙吸收增加(骨化三醇介导) | 淋巴瘤[33] |
| | 结核瘤[35] |
| | 结节病[36] |
| | 组织胞浆菌病[35] |
| | 铍中毒[35] |
| | 硅胶植入物(异物肉芽肿)[37,38] |
| | Williams 综合征(对维生素 D 代谢物敏感性增加)[39] |
| 增加肾脏钙的保存 | CaSR 的失活突变(家族性低钙血症)[32] |
| | 服用噻嗪类利尿药[32] |
| | 高维生素 D 血症[32] |

CaSR,钙敏感受体;PTH,甲状旁腺激素;PTHrp,甲状旁腺激素相关肽。

### 特发性高钙血症

特发性高钙血症的特点是 1,25-二羟基维生素 D(骨化三醇)水平升高,高钙尿伴或不伴低磷血症。CYP24A 和 SLC34A1 的突变与特发性高钙血症相关[40,41](表 5.4)。

## 5.2 甲状旁腺功能减退症

### 5.2.1 低钙血症患者的 Trousseau 征和 Chvostek 征

#### 临床特征

Trousseau 征,将血压计袖带套在上臂,并将其充气至少比收缩压高 20mmHg[42-44]时,表现为肢体痉挛。它对低钙血症的诊断既有敏感性又有特异性[42]。一项研究认为低钙血症患者的 Trousseau 征发病率高达 94%,而血清钙正常的患者仅为 1%[45]。

Franz Chvostek 博士于 1870 年首次报道了 1 名潜伏性手足抽搐的患者[46]出现以下体征,即在面神经浅部叩击可以引起的单侧面部肌肉抽搐,面神经的叩击也可以在外耳道前面进行,也可以直接在脸颊上进行[46]。

与 Trousseau 征相比,Chvostek 征对低钙血症的特异性和敏感性较差[42]。一项系统回顾性报道,在低钙血症患者中,Chvostek 征的敏感性为 0~100%,特异性为 78.8%~100%[46]。

#### 病理生理学

1.细胞外钙是维持神经细胞钠通道通透性的关键。低钙血症增加钠的内流,并由于降低动作电位阈值而促进神经元的兴奋。这种神经肌肉兴奋状态因面神经外周部分的机械性刺激(Chvostek 征)而进一步加重[45]。

2.血压计袖口压迫远端软组织缺血引起的轻度低氧血症可诱导 Trousseau 征[45]。

**表 5.4　与特发性高钙血症相关的失活性基因突变**

| 基因 | 生理作用 | 临床特点 |
| --- | --- | --- |
| SLC34A1<br>(常染色体隐<br>性遗传) | 该基因编码肾磷酸钠转运体,在肾磷酸盐保存中起关键作用 | 低磷血症导致成纤维细胞减少生长因子-23(FGF-23)产生(一种有效的 1α-羟化酶抑制剂)。骨化三醇的增加促进了肠道对钙和磷的吸收[41] |
| CYP24A<br>(常染色体隐<br>性遗传) | 编码 24-羟化酶,可以使骨化三醇失活 | 骨化三醇介导的肠道钙和磷吸收增加[40] |

Adapted from Schlingmann[40] and Schlingmann[41].

### 5.2.2 癫痫发作

**临床特征**

低钙血症引起的癫痫发作可能是甲状旁腺功能减退症的表现，然而钙稳态的任何干扰，无论是什么原因，都可能导致癫痫发作[47]。

**病理生理学**

低钙血症可以通过对多种神经元离子通道（包括电压门控钠通道、钙激活钾通道和GABA 受体）的各种作用来增加神经元的兴奋。这最终增加了兴奋突触后电流，可以部分解释临床上显著低钙血症患者的癫痫发作[47]。

### 5.2.3 低血压

**临床特征**

1972 年在美国医学会杂志上发表的一封信中报道了 1 名低钙血症引起低血压的患者。患者在尿毒症心包积液和症状性低钙血症的背景下，出现难治性低血压。有趣的是,纠正低钙血症后，没有做心包穿刺,低血压就迅速消失[48]。从那时起,还有很多关于低钙血症引起低血压的报道[49,50]。

**病理生理学**

1.钙在心肌细胞的电–收缩耦联中起关键作用。心肌细胞收缩力降低是低钙血症患者低心输出量的可能解释[49,51]。

2.低钙血症导致的 QT 间期延长也会增加心律失常而引起低血压[49]。

### 5.2.4 视神经盘水肿

**临床特征**

视神经盘水肿可以在严重低钙血症患者的一种罕见的检眼镜检查中发现,其特征是视神经盘边缘模糊[52]。

**病理生理学**

低钙血症增加脉络丛腺苷酸环化酶的活性,促进脑脊液(CSF)分泌。视神经周围脑脊液压力的增加导致神经元灌注受损,最终导致视神经元细胞的死亡[53]。

💡 **临床查房时可能出现的问题**

**慢性甲状旁腺功能减退症脑基底节钙化(Fahr 综合征)的病理生理学是什么?**

肾脏磷酸钠转运体活性受损导致细胞外液中无机磷的积聚。值得注意的是,磷酸盐积累增加磷酸钙的合成,这是异位钙化的一个重要危险因素[54]。异位钙化也可表现为白内障和肾结石[55,56]。

**低钙血症如何引起脓疱性银屑病?**

1.存在于角质形成细胞上的钙敏感受体在角质细胞和其他皮肤附件的分化和增殖中起着重要作用[57]。

2.钙黏蛋白的细胞黏附分子需要钙来实现其最佳功能;低钙血症损害钙黏蛋白的功能,使患者易患脓疱性银屑病[58]。

3.在原发性甲状旁腺功能减退症患者中有脓疱性银屑病的病例报道,其皮肤病变因纠正低血钙而消退[59,60],同时,停用钙通道阻滞剂可以减轻皮肤损伤,也进一步证实钙在脓疱性银屑病发病机制中的作用[61]。

# 5.3 假性甲状旁腺功能减退症

## 5.3.1 身材矮小

### 临床特征

身材矮小是 Albright 遗传性骨营养不良(AHO)的主要临床表现。典型的 AHO 表型以圆形面容、肥胖、短小和身材矮小为特征[62]。

### 病理生理学

假性甲状旁腺功能减退症(PHP)患者的身材矮小是由于软骨细胞的快速分化导致生长板过早关闭,最终生长受阻[63]。

Gsα 活性受损影响 PTH 介导的软骨细胞信号传导。这在青春期更为严重,并解释了假性甲状旁腺功能减退症患者身材矮小的原因[64]。

☀ **病理生理学扩展**

PTH 与 PTH-1R 受体结合,导致 Gsα 从异源三聚体 G 蛋白中解离。Gsα 随后激活腺苷酸环化酶(AC)。随后由 AC 介导的 ATP 向环腺苷酸的转化。第二信使环腺苷酸激活蛋白激酶 A (PKA),PKA 随后磷酸化参与几个下游环腺苷酸反应基因转录和翻译的各种靶蛋白。涉及编码 Gs 蛋白 α 亚单位的基因(即 GNAS 基因)的功能缺失突变,导致假性甲状旁腺功能亢进症[64]。

近曲肾小管对甲状旁腺激素作用的抵抗导致低钙血症和高磷血症，这一生化特征类似于孤立性甲状旁腺功能减退症患者。然而，患者的血清甲状旁腺激素(PTH)有副嗜睡性升高，因此得名为假性甲状旁腺功能减退症[64]。

### 5.3.2 肥胖

**临床特征**

大多数患有 PHP1A 的成年人的体重指数(BMI)>25kg/m²[64]。报道的肥胖发病率超过 66%，高于报道的普通人群 32%的发病率[65]。

**病理生理学**

1.调节饱腹感的黑素皮质素信号通路依赖于 Gsα 活性，在 PHP 中，Gsα 活性存在缺陷，使饱腹感受损(无法感觉是否吃饱)，最终导致肥胖[64]。

2.脂肪组织中存在 β 肾上腺素能受体，可能在脂肪分解中起作用。这些受体的下游信号传导依赖于 Gsα 活性。因此，PHP 患者的脂肪动员减少而导致脂肪储存[66]。

3.因为生长激素释放激素(GHRH)信号依赖于活化的 Gsα 刺激，Gsα 活性的缺失导致生长激素的减少也是促发肥胖的一个因素[65]。

### 5.3.3 短指和短趾

**临床特征**

PHP 的特征性骨骼改变就是腕骨和跖骨的缩短。这种骨骼变化往往涉及第四和第五腕骨和跖骨[64,67]。

**病理生理学**

Gsα 活性受损影响生长板软骨细胞增殖中甲状旁腺激素相关肽(PTHrp)介导的关键信号传导[64]。

### 5.3.4 牙齿异常

**临床特征**

牙齿异常，包括延迟甚至失败的牙齿萌出、牙根变钝、牙齿缺失和关节强直[64,68]。应将患者转诊给牙医，以便对牙齿进行专业的护理[68]。

**病理生理学**

牙中 PTH-1R 的下游信号由于 Gsα 活性受损而受到影响，这显示出 PTH 在介导牙齿成熟和矿化过程中的重要作用[64]。

### 病理生理学扩展

#### 假性甲状旁腺功能减退症(PPHP)

这是一种独特的临床和生化亚型失活 PTH/PTHrp 信号紊乱(iPPSD)的综合征。新的 iPPSD 命名法确认了假性甲状旁腺功能减退症患者的临床病理表型谱[69]。

鸟嘌呤核苷酸结合蛋白 α 刺激(GNAS)基因在刺激性 G 蛋白(Gsα)的转录中起关键作用。Gsα 在大多数组织中以双等位基因方式表达,即存在不同的父系和母系等位基因。因此,临床和生化特征取决于突变等位基因起源的父母[70]。

正常生理学中的父系 Gsα 基因在肾小管、垂体和性腺组织中不表达。因此,它在肾电解质(钙和磷)处理或 Gsα 耦联受体[如黄体生成素(LH)、甲状旁腺激素(PTH)和促甲状腺激素(TSH)]激活中不起作用。因此,从父亲那里继承突变 Gsα 基因受影响的儿童将出现 PPHP(即身材矮小,没有明显的生化或激素紊乱)[70]。

另一方面,母体 Gsα 基因的表达最终决定 Gsα 耦联受体(包括 LH、PTH、TSH 和 GHRH)的下游效应。此外,与父系等位基因的不同,母系等位基因在垂体、肾脏和性腺组织中表达。因此,母体 Gsα 基因突变导致典型的假性甲状旁腺功能减退症 1A 型(PHP1A)表型(见表 5.5)[71,72]。

当母体 GNAS 基因存在印记(甲基化)缺陷时,会发生假性甲状旁腺功能减退症 1B 型(PHP1B)。值得注意的是,与 PPHP 和 PHP1A 相比,Gsα 基因没有突变[73]。

表5.5　几种 iPPSD 的临床及生化特征

| iPPSD | AHO | 其他激素抵抗状态 | PTH 抵抗 |
|---|---|---|---|
| PPHP | 存在(+) | 不存在(−) | 不存在[74,75](−) |
| PHP1A | 存在(+) | 存在(+) | 存在[71,72](+) |
| PHP1B | 不存在(−) | 罕见的(−) | 存在[73](+) |
| PHP1C | 存在(+) | 存在(+) | 存在[62](+) |

iPPSD,失活;AHO,Albright 遗传性骨营养不良;PTH,甲状旁腺激素抵抗低钙;PPTH,假性甲状旁腺功能减退症;PHPIA,假性甲状旁腺功能减退症 1A 型;PHP1B,假性甲状旁腺功能减退症 1B 型;PHP1C,假性甲状旁腺功能减退症 1C 型。

**临床查房时可能出现的问题**

**Albright 遗传性骨营养不良(AHO)的典型表型是什么?**

Fuller Albright 博士于 1942 年首次描述了 Albright 遗传性骨营养不良。典型的表型有以下特点:短肢、矮小和圆形。这组失活的 PTH/PTHrp 信号紊乱的分类系统,其是基于经典 AHO 表型的存在或不存在以及外源性 PTH 给药引起的 Gsα 活性[69]。

**其他哪些内分泌疾病可能与某些形式的假性甲状旁腺功能减退症有关?**

- 甲状腺水平对 TSH 作用的抵抗导致甲状腺功能减退症。
- 促性腺激素抵抗导致青春期延迟、月经过少和隐睾。
- 生长激素释放激素(GHRH)抵抗导致缺乏 GH。
- 缺乏催乳素。

有趣的是,ACTH、CRH 和垂体后叶素的作用在 iPPSD 中不受影响, 因为 GNAS 基因的母系和父系拷贝都在这些组织中表达, 所以一个亲本等位基因的突变不会导致激素缺陷,因为存在正常的亲本等位基因。这突出了母系和父系基因拷贝的组织特异性表达[76]。

## 5.4 Paget 骨病

### 5.4.1 骨折和骨畸形

**临床特征**

Paget 骨病(PDB)患者的临床骨折发病率为 10%~30%。可能是部分皮质骨的不完全性裂隙骨折,也可能是完全性横断骨折。骨折通常会影响负重骨骼,而负重骨骼先前存在畸形[77]。弓形畸形往往涉及下肢负重的长骨[78]。患者也可能出现头颅和面部畸形,如额头隆起[79]。

**病理生理学**

PDB 首先是破骨细胞生成(骨吸收)增加的一个焦点区域,然后是快速骨形成,这一过程引起骨形成不当(非板层骨)。因此,受影响的骨骼无法承受机械应力,因此容易变形和骨折[79]。这种引起不可避免的骨骼改变的病因还不完全清楚[80,81]。

### 5.4.2 持续性心力衰竭

**临床特征**

心力衰竭可发生在骨骼广泛的 Paget 骨病改变的患者中。然而,它是 PDB 的一种罕见表现[80,82]。

## 病理生理学

PDB 会导致高输出量心力衰竭，因为受 Paget 骨病变化影响的骨骼血管化增加会导致反射性卒中血量增加。这会导致心脏重塑和最终失代偿(Frank–Starling 心脏定律)[83]。

## 5.4.3 感觉神经性听力损失

### 临床特征

感觉神经性听力损失(SNHL)是 PDB 累及颅骨的已知神经并发症[84]。经典的 Weber 和 Rinne 测试，其中涉及音叉的使用，可以在床边使用，以区分导电和 SNHL。这些测试需要使用 512Hz 的音叉来评估骨骼和空气的传导[85]。

最近的一项系统综述评估了韦伯和里恩试验的准确性。它显示了这些测试的敏感性和特异性的广泛变异性，因为对测试方案的遵守依赖于操作者[86]。读者最好参考其他临床检查文献，了解有关试验的标准操作方案。

有趣的是，据报道 Ludwig van Beethoven 患有 PDB，他的 SNHL 可能影响了他的一些音乐作品[87]。

### 病理生理学

2004 年的一项双盲前瞻性研究涉及 64 名 颅骨 Paget 骨病患者，评估听觉阈值和听觉脑干反应。通过计算机断层扫描测量颞骨受累程度，并与客观测量的听力损失水平进行比较，耳蜗囊受累程度与 SNHL 程度呈正相关。

耳蜗囊受累才是 SNHL 的原因，而不是先前报道的听神经压迫[84]。

---

 **临床查房时可能出现的问题**

**除了高输出量心力衰竭外，Paget 骨病的其他心脏表现是什么？**

主动脉狭窄、动脉粥样硬化和心内膜钙化[77]。

**PGD 患者最常见的主诉是什么？**

高达 70% 的患者由于 PGD 潜伏期延长而无症状。在有症状的患者中，隐匿的深部疼痛和累及骨骼的疼痛，更可能是出现症状时的主诉[88]。

## 5.5 遗传性抗维生素 D 佝偻病 2 型(HVDRR-Ⅱ)

### 5.5.1 佝偻病

**临床特征**

Fuller Albright 博士在 1937 年报道了一例抗维生素 D 佝偻病。他在病例报道中假设佝偻病的根本原因是由于"对维生素 D 抗佝偻病作用的内在抵抗"[89]。佝偻病的临床特征发生在年轻时[90,91],典型表现为生长板融合前[92]。佝偻病倾向于影响前臂远端、膝盖和肋软骨区域[93]。典型特征包括儿童肋软骨关节肿胀(肋骨串珠)、腕关节增宽和膝内翻过大[94]。

**病理生理学**

HVDRR-Ⅱ是一种由于维生素 D 受体基因突变导致的常染色体隐性疾病,由于终末器官对 1,25-二羟维生素 D 的抵抗,导致维生素 D 活性受损。患者出现低钙血症伴或不伴低磷血症[95]。

还有另一种形式的维生素 D 依赖性佝偻病,这是由于编码肾脏 1α-羟化酶的基因突变所致[96]。

软骨向骨的转化包括软骨基质的沉积、再吸收和一系列编织骨的替代,最后形成成熟的板层骨。由于缺乏钙和磷[92],新形成的类骨矿化有缺陷,这导致无法承受机械应力的骨骼出现缺陷。强调可导致佝偻病患者膝内翻明显增大[93](表 5.6)。

💡 **临床查房时可能出现的问题**

HVDRR-Ⅱ如何从生物化学上与 1α-羟化酶缺乏引起的维生素 D 抵抗相鉴别?

在这两种情况下,都会出现低血钙和低磷酸盐以及高甲状旁腺激素水平。然而,1,25-二羟维生素 $D_3$ 在 1α-羟化酶缺乏症中较低,而在 HVDRR 中较高[91]。

**表 5.6 佝偻病其他临床特征的病理生理学**

| 临床特点 | 根本原因 |
| --- | --- |
| 生长缓慢 | 生长板矿化受损[94] |
| 手足搐搦症 | 低钙血症[94] |
| 肌张力减退 | 低钙血症[94] |
| 反复呼吸道感染 | 呼吸肌张力过低,导致无法有效地清除呼吸道分泌物[94] |

Adapted from Sahay and Sahay[94].

甲状旁腺、肾脏和骨骼在钙和磷稳态中的作用是什么？

　　1.甲状旁腺激素促进血清钙的净增加和血清磷的减少[97]。

　　2.1,25-二羟维生素 $D_3$ 促进血清钙和磷的净增加[98]。

　　3.FGF-23 促进血清磷酸盐的净减少[99]，见图 5.2。

## 5.6 X 连锁低磷血症性佝偻病

### 5.6.1 身材矮小

**临床特征**

　　X 连锁低磷血症性佝偻病(XLHR)患者身材矮小,下肢长度比躯干长度受的影响更大。

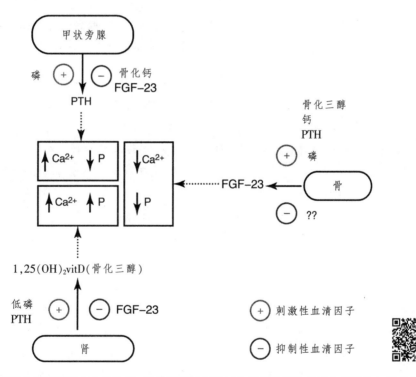

**图 5.2**　各种激素在钙和磷稳态中的作用。甲状旁腺激素通过介导破骨细胞的活化促进骨中钙的析出。在肾脏中,甲状旁腺激素刺激肾脏 1α-羟化酶的活性(骨化三醇生成增加),最终促进远端肾单位对钙的再吸收,抑制近端肾小管磷酸盐的重吸收[97]。1,25-二羟维生素 $D_3$(活性维生素 D)具有多种作用,包括刺激破骨细胞分化(骨组织)、钙保存(远端肾小管)、磷酸盐保存(近端肾单位)以及小肠内钙和磷酸盐的重吸收[98]。FGF-23 抑制近端肾小管的磷酸盐分泌和近端肾小管的 1α-羟化酶活性[99]。据报道,低磷血症和静脉铁蛋白是抑制编码 FGF-23 基因的因素[100]。器官(甲状旁腺、骨骼和肾脏)的实心箭头表示激素的活跃分泌。虚线箭头表示指定激素对血清钙和磷酸盐水平的影响。(Based on Goltzman et al.[97])

这导致上段与下段比值异常(下段=从耻骨联合顶部到脚跟;上段=高度减去下段)[101]。早期口服磷酸盐补充剂和骨化三醇治疗,可提高生长率和其他骨骼状况[102]。

## 病理生理学

1.生长板活动在膝盖周围最高,决定最终的骨骼高度。由于严重的低磷血症导致的软骨内骨形成受损,导致下肢比上肢短得不成比例[103]。

2.下肢的机械负荷导致腿部特征性弯曲,随后患者最终身高缩短[103]。

### 5.6.2 牙脓肿

## 临床特征

无缘无故的牙脓肿发生在没有外伤或龋齿的情况下。建议进行积极的牙科监测,以优化口腔卫生,目前还没有有效的治疗方法来预防这种并发症[104]。

## 病理生理学

磷酸盐是羟基磷灰石晶体(骨矿化)的重要组成部分。有证据表明,XLHR患者位于牙釉质下方的牙本质层矿化不良。牙髓腔的最终扩张导致保护性牙本质层破裂,并使患者易患牙齿感染[105]。

### 💡 临床查房时可能出现的问题

**成纤维细胞生长因子 23(FGF-23)在钙和磷稳态中的作用是什么?**

FGF-23 是一种由骨细胞分泌的磷尿激素[105],它通过抑制磷酸盐保存所需的磷酸钠转运体的表达,来增加近端小管水平的磷酸盐排泄[101]。

此外,它还降低了维生素 D 的 $1\alpha$-羟化酶活性,增强维生素 D 的 $24\alpha$ 羟基化,导致血清骨化三醇的水平较低[106,107]。理论上,FGF-23 的生理作用是减少肾脏和胃肠道对磷酸盐的吸收[108]。

**X 连锁低磷血症(XLH)的根本原因是什么?**

PHEX(X 染色体上与内肽酶同源的磷酸调节基因)基因突变导致参与 FGF-23 失活的肽酶表达受损。这会促进 FGF-23 循环水平的增加,导致低磷血症和骨矿化减少[106]。

有一种新的美国食品药品监督管理局 (FDA) 批准的单克隆抗体治疗 XLH 称为Burosumab。Burosumab 结合循环完整的 FGF-23,从而阻断其在靶组织中的生物效应。它能改善肾小管磷的保存和血清磷水平,并促进线性生长[108]。

XLH 的一个重要鉴别诊断是肿瘤性骨软化症(TIO)。TIO 是由间充质肿瘤产生的FGF-23 增加而引起的。FGF-23 导致肾小管磷酸钠通道插入的减少,导致尿磷流失的增加。此外,由于 FGF-23 介导的 $1\alpha$-羟化酶活性的失活,骨化三醇的产生减少(见图 5.3)。此外,由于严重的低磷血症,导致受影响的患者骨矿化不良[109]。

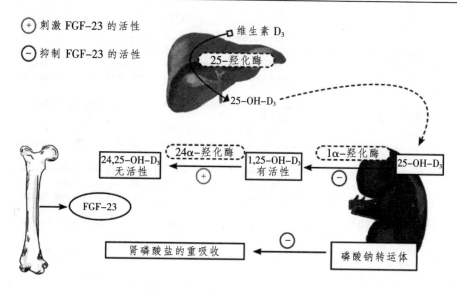

⊕ 刺激 FGF-23 的活性

⊖ 抑制 FGF-23 的活性

维生素 $D_3$

25-羟化酶

25-OH-$D_3$

24α-羟化酶

1α-羟化酶

24,25-OH-$D_3$ 无活性

1,25-OH-$D_3$ 有活性

25-OH-$D_3$

FGF-23

肾磷酸盐的重吸收

磷酸钠转运体

**图 5.3**　FGF-23 在参与维生素 D 稳态的正反馈和负反馈通路中的作用。维生素 $D_3$ 在肝脏经历最初的羟基化步骤，然后转移到肾脏进行 1α 羟基化（虚线箭头）[97]。FGF-23 抑制 25-α 羟维生素 $D_3$ 向其活性形式 1,25-二羟维生素 $D_3$ 的转化。此外，FGF-23 通过增强 24α-羟化酶的作用，促进活性维生素 D 失活为其非活性形式，即 24,25-二羟维生素 $D_3$。净效应是在 FGF-23 存在的情况下，活性维生素 D 的产生减少[106,107]。此外，FGF-23 可促进肾磷酸盐流失[101]。(Based on Goltzman et al.[97])

# 参考文献

1. Abboud B, Daher R, Boujaoude J. Digestive manifestations of parathyroid disorders. World J Gastroenterol. 2011;17:4063–6.
2. Jacob JJ, John M, Thomas N, Chacko A, Cherian R, Selvan B, Nair A, Seshadri MS. Does hyperparathyroidism cause pancreatitis? A south Indian experience and a review of published work. ANZ J Surg. 2006;76:740–4.
3. Ozaki A, Tanimoto T, Yamagishi E, et al. Finger fractures as an early manifestation of primary hyperparathyroidism among young patients: a case report of a 30-year-old male with recurrent osteoporotic fractures. Medicine (Baltimore). 2016;95:e3683.
4. Bilezikian JP. Primary hyperparathyroidism. J Clin Endocrinol Metabol. 2018;103:3993–4004.
5. Zhang S, Wang X, Li G, Chong Y, Zhang J, Guo X, Li B, Bi Z. Osteoclast regulation of osteoblasts via RANK-RANKL reverse signal transduction in vitro. Mol Med Rep. 2017;16:3994–4000.
6. Jilka RL, O'Brien CA, Bartell SM, Weinstein RS, Manolagas SC. Continuous elevation of PTH increases the number of osteoblasts via both osteoclast-dependent and -independent mechanisms. J Bone Miner Res. 2010;25:2427–37.
7. Park JH, Lee NK, Lee SY. Current understanding of RANK signaling in osteoclast differentiation and maturation. Mol Cells. 2017;40:706–13.
8. Sharma S, Kumar S. Bilateral genu valgum: an unusual presentation of juvenile primary hyperparathyroidism. Oxf Med Case Reports. 2016;2016:141–3.
9. Lachungpa T, Sarawagi R, Chakkalakkoombil SV, Jayamohan AE. Imaging features of primary hyperparathyroidism. BMJ Case Rep. 2014;2014:bcr2013203521. https://doi.org/10.1136/bcr-2013-203521.
10. Erdel BL, Juneja R, Evans-Molina C. A case of calciphylaxis in a patient with hypoparathyroidism and normal renal function. Endocr Pract. 2014;20:e102–5.
11. Ikeda K, Takeshita S. The role of osteoclast differentiation and function in skeletal homeostasis. J Biochem. 2016;159:1–8.
12. Kobayashi W, Yokokura S, Hariya T, Nakazawa T. Two percent ethylenediaminetetraacetic acid chelation treatment for band-shaped keratopathy, without blunt scratching after removal

of the corneal epithelium. Clin Ophthalmol. 2015;9:217–23.

13. Weng S-F, Jan R-L, Chang C, Wang J-J, Su S-B, Huang C-C, Tseng S-H, Chang Y-S. Risk of band keratopathy in patients with end-stage renal disease. Sci Rep. 2016;6:28675.

14. Carrelli AL, Silverberg SJ. Primary hyperparathyroidism and hypertension. In: Koch CA, Chrousos GP, editors. Endocrine hypertension: underlying mechanisms and therapy. Totowa: Humana Press; 2013. p. 181–94.

15. Brown SJ, Ruppe MD, Tabatabai LS. The parathyroid gland and heart disease. Methodist Debakey Cardiovasc J. 2017;13:49–54.

16. Yao L, Folsom AR, Pankow JS, Selvin E, Michos ED, Alonso A, Tang W, Lutsey PL. Parathyroid hormone and the risk of incident hypertension: the Atherosclerosis Risk in Communities study. J Hypertens. 2016;34:196–203.

17. Brown J, de Boer IH, Robinson-Cohen C, Siscovick DS, Kestenbaum B, Allison M, Vaidya A. Aldosterone, parathyroid hormone, and the use of renin-angiotensin-aldosterone system inhibitors: the multi-ethnic study of atherosclerosis. J Clin Endocrinol Metab. 2015;100:490–9.

18. Schlüter KD, Piper HM. Cardiovascular actions of parathyroid hormone and parathyroid hormone-related peptide. Cardiovasc Res. 1998;37:34–41.

19. Chen RA, Goodman WG. Role of the calcium-sensing receptor in parathyroid gland physiology. Am J Physiol Renal Physiol. 2004;286:F1005–11.

20. Conigrave AD. The calcium-sensing receptor and the parathyroid: past, present. Future Front Physiol. 2016;7:563. https://doi.org/10.3389/fphys.2016.00563.

21. Riccardi D, Brown EM. Physiology and pathophysiology of the calcium-sensing receptor in the kidney. Am J Physiol Renal Physiol. 2010;298:F485–99.

22. Papadopoulou A, Gole E, Melachroinou K, Meristoudis C, Siahanidou T, Papadimitriou A. Identification and functional characterization of a calcium-sensing receptor mutation in an infant with familial Hypocalciuric Hypercalcemia. J Clin Res Pediatr Endocrinol. 2016;8:341–6.

23. Roszko KL, Bi RD, Mannstadt M. Autosomal dominant hypocalcemia (Hypoparathyroidism) types 1 and 2. Front Physiol. 2016;7:458. https://doi.org/10.3389/fphys.2016.00458.

24. Kim MY, Tan AHK, Ki C-S, et al. Autosomal dominant hypocalcemia caused by an activating mutation of the calcium-sensing receptor gene: the first case report in Korea. J Korean Med Sci. 2010;25:317–20.

25. Yamamoto M, Akatsu T, Nagase T, Ogata E. Comparison of hypocalcemic hypercalciuria between patients with idiopathic hypoparathyroidism and those with gain-of-function mutations in the calcium-sensing receptor: is it possible to differentiate the two disorders? J Clin Endocrinol Metab. 2000;85:4583–91.

26. Silverberg SJ, Bilezikian JP. Evaluation and management of primary hyperparathyroidism. J Clin Endocrinol Metab. 1996;81:2036–40.

27. Misiorowski W, Czajka-Oraniec I, Kochman M, Zgliczyński W, Bilezikian JP. Osteitis fibrosa cystica-a forgotten radiological feature of primary hyperparathyroidism. Endocrine. 2017;58:380–5.

28. Maina AM, Kraus H. Successful treatment of osteitis fibrosa cystica from primary hyperparathyroidism. Case Rep Orthop. 2012;2012:3. https://doi.org/10.1155/2012/145760.

29. Jervis L, James M, Howe W, Richards S. Osteolytic lesions: osteitis fibrosa cystica in the setting of severe primary hyperparathyroidism. BMJ Case Rep. 2017;2017:bcr-2017. https://doi.org/10.1136/bcr-2017-220603.

30. Mellouli N, Belkacem Chebil R, Darej M, Hasni Y, Oualha L, Douki N. Mandibular osteitis fibrosa cystica as first sign of vitamin D deficiency. Case Rep Dent. 2018;2018:5. https://doi.org/10.1155/2018/6814803.

31. Bilezikian JP, Brandi ML, Eastell R, Silverberg SJ, Udelsman R, Marcocci C, Potts JT. Guidelines for the management of asymptomatic primary hyperparathyroidism: summary statement from the Fourth International Workshop. J Clin Endocrinol Metab. 2014;99:3561–9.

32. Carroll R, Matfin G. Endocrine and metabolic emergencies: hypercalcaemia. Ther Adv Endocrinol Metab. 2010;1:225–34.

33. Mirrakhimov AE. Hypercalcemia of malignancy: an update on pathogenesis and management. N Am J Med Sci. 2015;7:483–93.

34. Vyas AK, White NH. Case of hypercalcemia secondary to hypervitaminosis a in a 6-year-old boy with autism. Case Rep Endocrinol. 2011;2011:424712. https://doi.org/10.1155/2011/424712.

35. Sharma OP. Hypercalcemia in granulomatous disorders: a clinical review. Curr Opin Pulm Med. 2000;6:442–7.

36. Burke RR, Rybicki BA, Rao DS. Calcium and vitamin D in sarcoidosis: how to assess and manage. Semin Respir Crit Care Med. 2010;31:474–84.

37. Yedla N, Perez E, Lagari V, Ayala A. Silicone granulomatous inflammation resulting in hypercalcemia: a review of the literature. AACE Clin Case Rep. 2018;5:e119–23.

38. Negri AL, Rosa Diez G, Del Valle E, Piulats E, Greloni G, Quevedo A, Varela F, Diehl M, Bevione P. Hypercalcemia secondary to granulomatous disease caused by the injection of methacrylate: a case series. Clin Cases Miner Bone Metab. 2014;11:44–8.

39. Sindhar S, Lugo M, Levin MD, et al. Hypercalcemia in patients with Williams-Beuren syndrome. J Pediatr. 2016;178:254–60.e4.

40. Schlingmann KP, Kaufmann M, Weber S, et al. Mutations in CYP24A1 and idiopathic infantile hypercalcemia. N Engl J Med. 2011;365:410–21.

41. Schlingmann KP, Ruminska J, Kaufmann M, et al. Autosomal-recessive mutations in SLC34A1 encoding sodium-phosphate cotransporter 2A cause idiopathic infantile Hypercalcemia. J Am Soc Nephrol. 2016;27:604–14.

42. Jesus JE, Landry A. Images in clinical medicine. Chvostek's and Trousseau's signs. N Engl J Med. 2012;367:e15.

43. Marcucci G, Cianferotti L, Brandi ML. Clinical presentation and management of hypoparathyroidism. Best Pract Res Clin Endocrinol Metab. 2018;32(6):927–39. https://doi.org/10.1016/j.beem.2018.09.007.

44. Chhabra P, Rana SS, Sharma V, Sharma R, Bhasin DK. Hypocalcemic tetany: a simple bedside marker of poor outcome in acute pancreatitis. Ann Gastroenterol. 2016;29:214–20.

45. Cooper MS, Gittoes NJL. Diagnosis and management of hypocalcaemia. BMJ. 2008;336:1298–302.

46. Hujoel IA. The association between serum calcium levels and Chvostek sign. Neurol Clin Pract. 2016;6:321–8.

47. Han P, Trinidad BJ, Shi J. Hypocalcemia-induced seizure. ASN Neuro. 2015;7(2) https://doi.org/10.1177/1759091415578050.

48. Chaimovitz C, Abinader E, Benderly A, Better OS. Hypocalcemic hypotension. JAMA. 1972;222:86–7.

49. Thurlow JS, Yuan CM. Dialysate-induced hypocalcemia presenting as acute intradialytic hypotension: a case report, safety review, and recommendations. Hemodial Int. 2016;20:E8–E11.

50. Ghent S, Judson MA, Rosansky SJ. Refractory hypotension associated with hypocalcemia and renal disease. Am J Kidney Dis. 1994;23:430–2.

51. Wong CK, Lau CP, Cheng CH, Leung WH, Freedman B. Hypocalcemic myocardial dysfunction: short- and long-term improvement with calcium replacement. Am Heart J. 1990;120:381–6.

52. Gradisnik P. Hypoparathyroidism should always be checked in papilledema. J Neurosci Rural Pract. 2017;8:329.

53. Goyal JL, Kang J, Gupta R, Anand A, Arora R, Jain P. Bilateral papilledema in hypocalcemia. Sci J. 2012;23:127–30.

54. Mitchell DM, Regan S, Cooley MR, Lauter KB, Vrla MC, Becker CB, Burnett-Bowie S-AM, Mannstadt M. Long-term follow-up of patients with hypoparathyroidism. J Clin Endocrinol Metab. 2012;97:4507–14.

55. Shoback D. Hypoparathyroidism. N Engl J Med. 2008;359:391–403.

56. Mendes EM, Meireles-Brandão L, Meira C, Morais N, Ribeiro C, Guerra D. Primary hypoparathyroidism presenting as basal ganglia calcification secondary to extreme hypocalcemia. Clin Pract. 2018;8(1):1007. https://doi.org/10.4081/cp.2018.1007.

57. Popp T, Steinritz D, Breit A, Deppe J, Egea V, Schmidt A, Gudermann T, Weber C, Ries C. Wnt5a/β-catenin signaling drives calcium-induced differentiation of human primary keratinocytes. J Invest Dermatol. 2014;134:2183–91.

58. Guerreiro de Moura CAG, de Assis LH, Góes P, Rosa F, Nunes V, Gusmão ÍM, Cruz CMS. A case of acute generalized pustular psoriasis of von Zumbusch triggered by hypocalcemia. Case Rep Dermatol. 2015;7:345–51.

59. Knuever J, Tantcheva-Poor I. Generalized pustular psoriasis: a possible association with severe hypocalcaemia due to primary hypoparathyroidism. J Dermatol. 2017;44:1416–7.

60. Stewart AF, Battaglini-Sabetta J, Millstone L. Hypocalcemia-induced pustular psoriasis of von Zumbusch. New experience with an old syndrome. Ann Intern Med. 1984;100:677–80.

61. Kitamura K, Kanasashi M, Suga C, Saito S, Yoshida S, Ikezawa Z. Cutaneous reactions induced by calcium channel blocker: high frequency of psoriasiform eruptions. J Dermatol. 1993;20:279–86.

62. Mantovani G, Bastepe M, Monk D, et al. Diagnosis and management of pseudohypoparathyroidism and related disorders: first international Consensus Statement. Nat Rev Endocrinol. 2018;14:476–500.

63. Hanna P, Grybek V, de Nanclares GP, et al. Genetic and epigenetic defects at the GNAS locus Lead to distinct patterns of skeletal growth but similar early-onset obesity. J Bone Miner Res. 2018;33:1480–8.

64. Linglart A, Levine MA, Jüppner H. Pseudohypoparathyroidism. Endocrinol Metab Clin N Am. 2018;47:865–88.

65. Long DN, McGuire S, Levine MA, Weinstein LS, Germain-Lee EL. Body mass index differences in pseudohypoparathyroidism type 1a versus pseudopseudohypoparathyroidism may implicate paternal imprinting of Gαs in the development of human obesity. J Clin Endocrinol Metab. 2007;92:1073–9.

66. Carel JC, Le Stunff C, Condamine L, Mallet E, Chaussain JL, Adnot P, Garabédian M, Bougnères P. Resistance to the Lipolytic action of epinephrine: a new feature of protein Gs deficiency. J Clin Endocrinol Metab. 1999;84:4127–31.

67. Linglart A, Fryssira H, Hiort O, et al. PRKAR1A and PDE4D mutations cause acrodysostosis but two distinct syndromes with or without GPCR-signaling hormone resistance. J Clin Endocrinol Metab. 2012;97:E2328–38.

68. Reis MTA, Matias DT, de Faria MEJ, Martin RM. Failure of tooth eruption and brachydactyly in pseudohypoparathyroidism are not related to plasma parathyroid hormone-related protein levels. Bone. 2016;85:138–41.

69. Turan S. Current nomenclature of pseudohypoparathyroidism: inactivating parathyroid hormone/parathyroid hormone-related protein signaling disorder. J Clin Res Pediatr Endocrinol. 2017;9:58–68.

70. Turan S, Bastepe M. GNAS spectrum of disorders. Curr Osteoporos Rep. 2015;13:146–58.

71. Thiele S, Mantovani G, Barlier A, et al. From pseudohypoparathyroidism to inactivating PTH/PTHrP signalling disorder (iPPSD), a novel classification proposed by the EuroPHP network. Eur J Endocrinol. 2016;175:P1–P17.

72. Mantovani G, Elli FM. Inactivating PTH/PTHrP signaling disorders. Parathyroid Disord. 2019;51:147–59.

73. Dixit A, Chandler KE, Lever M, Poole RL, Bullman H, Mughal MZ, Steggall M, Suri M. Pseudohypoparathyroidism type 1b due to paternal uniparental disomy of chromosome 20q. J Clin Endocrinol Metab. 2013;98:E103–8.

74. Elli FM, deSanctis L, Ceoloni B, Barbieri AM, Bordogna P, Beck-Peccoz P, Spada A, Mantovani G. Pseudohypoparathyroidism type Ia and pseudo-pseudohypoparathyroidism: the growing spectrum of GNAS inactivating mutations. Hum Mutat. 2013;34:411–6.

75. Simpson C, Grove E, Houston BA. Pseudopseudohypoparathyroidism. Lancet. 2015;385:1123.

76. Mantovani G. Pseudohypoparathyroidism: diagnosis and treatment. J Clin Endocrinol Metab. 2011;96:3020–30.

77. Paul Tuck S, Layfield R, Walker J, Mekkayil B, Francis R. Adult Paget's disease of bone: a review. Rheumatology (Oxford). 2017;56:2050–9.

78. Kang H, Park Y-C, Yang KH. Paget's disease: skeletal manifestations and effect of bisphosphonates. J Bone Metab. 2017;24:97–103.

79. Shaker JL. Paget's disease of bone: a review of epidemiology, pathophysiology and management. Ther Adv Musculoskelet Dis. 2009;1:107–25.

80. Whyte MP. Paget's disease of bone. N Engl J Med. 2006;355:593–600.

81. Falchetti A, Masi L, Brandi ML. Paget's disease of bone: there's more than the affected skeletal–a clinical review and suggestions for the clinical practice. Curr Opin Rheumatol. 2010;22:410–23.

82. Singer FR, Bone HG, Hosking DJ, Lyles KW, Murad MH, Reid IR, Siris ES. Paget's disease of bone: an endocrine society clinical practice guideline. J Clin Endocrinol Metab. 2014;99:4408–22.

83. Palleschi L, Nunziata E. Severe congestive heart failure in elderly patient with Paget's disease. Geriatric Care. 2017;3(1) https://doi.org/10.4081/gc.2017.6727.

84. Monsell EM. The mechanism of hearing loss in Paget's disease of bone. Laryngoscope. 2004;114:598–606.

85. Rasgon B, Schloegel LJ. Early and accurate diagnosis of sudden sensorineural hearing loss. Perm J. 2009;13:61–3.

86. Kelly EA, Li B, Adams ME. Diagnostic accuracy of tuning fork tests for hearing loss: a systematic review. Otolaryngol Head Neck Surg. 2018;159:220–30.

87. Oiseth SJ. Beethoven's autopsy revisited: a pathologist sounds a final note. J Med Biogr. 2017;25:139–47.
88. Alonso N, Calero-Paniagua I, del Pino-Montes J. Clinical and genetic advances in Paget's disease of bone: a review. Clinic Rev Bone Miner Metab. 2017;15:37–48.
89. Albright F, Butler AM, Bloomberg E. Rickets resistant to vitamin D therapy. Am J Dis Child. 1937;54:529–47.
90. Choudhury S, Jebasingh KF, Ranabir S, Singh TP. Familial vitamin D resistant rickets: end-organ resistance to 1,25-dihydroxyvitamin D. Indian J Endocrinol Metab. 2013;17:S224–7.
91. Malloy PJ, Feldman D. Genetic disorders and defects in vitamin d action. Endocrinol Metab Clin North Am. 2010;39:333–46.
92. Pettifor JM. Rickets and vitamin D deficiency in children and adolescents. Endocrinol Metab Clin N Am. 2005;34:537–53, vii.
93. Wharton B, Bishop N. Rickets. Lancet. 2003;362:1389–400.
94. Sahay M, Sahay R. Rickets–vitamin D deficiency and dependency. Indian J Endocrinol Metab. 2012;16:164–76.
95. Malloy PJ, Zhou Y, Wang J, Hiort O, Feldman D. Hereditary vitamin D-resistant rickets (HVDRR) owing to a heterozygous mutation in the vitamin D receptor. J Bone Miner Res. 2011;26:2710–8.
96. Zalewski A, Ma NS, Legeza B, Renthal N, Flück CE, Pandey AV. Vitamin D-dependent rickets type 1 caused by mutations in CYP27B1 affecting protein interactions with adrenodoxin. J Clin Endocrinol Metab. 2016;101:3409–18.
97. Goltzman D, Mannstadt M, Marcocci C. Physiology of the calcium-parathyroid hormone-vitamin D axis. Front Horm Res. 2018;50:1–13.
98. Christakos S, Dhawan P, Verstuyf A, Verlinden L, Carmeliet G. Vitamin D: metabolism, molecular mechanism of action, and pleiotropic effects. Physiol Rev. 2016;96:365–408.
99. Erben RG. Physiological actions of fibroblast growth factor-23. Front Endocrinol. 2018;9:267. https://doi.org/10.3389/fendo.2018.00267.
100. Fukumoto S. Targeting fibroblast growth factor 23 signaling with antibodies and inhibitors, is there a rationale? Front Endocrinol (Lausanne). 2018;9:48.
101. Santos F, Fuente R, Mejia N, Mantecon L, Gil-Peña H, Ordoñez FA. Hypophosphatemia and growth. Pediatr Nephrol. 2013;28:595–603.
102. Meyerhoff N, Haffner D, Staude H, et al. Effects of growth hormone treatment on adult height in severely short children with X-linked hypophosphatemic rickets. Pediatr Nephrol. 2018;33:447–56.
103. Zivičnjak M, Schnabel D, Billing H, et al. Age-related stature and linear body segments in children with X-linked hypophosphatemic rickets. Pediatr Nephrol. 2011;26:223–31.
104. Carpenter TO, Imel EA, Holm IA, Jan de Beur SM, Insogna KL. A clinician's guide to X-linked hypophosphatemia. J Bone Miner Res. 2011;26:1381–8.
105. Carpenter TO. The expanding family of hypophosphatemic syndromes. J Bone Miner Metab. 2012;30:1–9.
106. Prié D, Friedlander G. Genetic disorders of renal phosphate transport. N Engl J Med. 2010;362:2399–409.
107. Reilly RF. Tumor-induced osteomalacia. J Onconephrol. 2018;2(2–3):92–101.
108. Lyseng-Williamson KA. Burosumab in X-linked hypophosphatemia: a profile of its use in the USA. Drugs Ther Perspect. 2018;34:497–506.
109. Chong WH, Molinolo AA, Chen CC, Collins MT. Tumor-induced osteomalacia. Endocr Relat Cancer. 2011;18:R53–77.

# 第 6 章

# 性腺疾病

**学习目标**

在本章结束时,你将能够重点学到以下的内容:

1.了解经典 Turner 综合征表型的病理生理学。

2.认识多囊卵巢综合征(PCOS)高雄激素血症的症状。

3.了解下丘脑–垂体–性腺轴。

4.认识女性更年期状态的临床特征。

5.确定雌激素和雄激素的激素抵抗状态及其独特的临床表现。

## 6.1 Turner 综合征

### 6.1.1 身材矮小

**临床特征**

身材矮小是指测量身高低于同龄人群平均值–2.5 个标准差。这是 Turner 综合征(TS)患者常见的临床表现。在一项有 176 名患有 Turner 综合征女孩的研究中,父母的平均身高是评估 Turner 综合征儿童身材矮小的一个有价值的工具[1]。儿童时期的生长障碍会导致成年期身材矮小。未经治疗的 TS 患者的平均身高约为 4 英尺 8 英寸(约 141.24 厘米)[2]。

**病理生理学**

X 染色体短臂上的 SHOX 基因(矮小同源异型盒基因)突变是导致 TS 患者身材矮小的原因。在正常女性中有两种 SHOX 基因的遗传拷贝,一种在 X 染色体的活跃拷贝上,另一种在 X 染色体的非活跃拷贝上。这使得基因可以逃避 lyonization 现象[高等哺乳类(包括人)雌个体体细胞核内的两个 X 染色体中有一种特别凝缩,遗传上处于非活性状态,具有功能的

X 染色体无论在雌性个体或雄性个体的体细胞核中都只有一种，这种现象叫 lyonization 现象]的影响。此外，遗传男性的 Y 染色体上也有 SHOX 基因。因此，身高的最终决定因素是 SHOX 基因的剂量依赖性[3]。SHOX 基因在间充质组织中表达，在上、下肢长骨中负责成软骨细胞的发育。SHOX 基因的单个剩余拷贝(单倍体不足)，如 TS 中所发生的，不能促进长骨的生长。这就解释了 TS 患者最终身材矮小的原因[4,5]。

---

**病理生理学扩展**

1.嵌合体 45,XO 和(46,XX)可能表现为正常青春期和自发性月经初潮，原因是卵巢缺陷不太严重，但几乎所有人都因 SHOX 基因不足而导致身材矮小[6]。

2.SHOX 基因"过量"的 TS 患者，可能出现身材高大。其原因包括：

- 由于这种重要的成骨因子(即 SHOX 基因)过量，长骨持续性生长。
- 性腺发育不全导致低雌激素血症和干骺端生长板延迟融合，导致持续性生长。值得注意的是，雌激素在促进生长板融合中起着关键作用，这是停止垂直生长所必需的步骤。

有趣的是，SHOX 基因在决定最终身高方面的作用比低雌激素血症更为显著。因此，即使在开始雌激素替代治疗后，过量表达 SHOX 基因的 TS 患者仍会持续性生长[3]。

---

**临床扩展**

*TS 患者的肌肉骨骼监测的建议是什么？*

1.如果患者正在进行生长激素的补充治疗，每年检查一次脊柱侧凸，甚至每半年检查一次[7]。

2.当患者接受雌激素替代治疗时，每 5 年检查一次骨密度[7]。

---

## 6.1.2 蹼颈和淋巴水肿

### 临床特征

TS 患者有特征性的蹼颈(颈翼状胬肉)。手和脚的肿胀在婴儿期也会出现，这些体征有助于 TS 的早期诊断[8]。

### 病理生理学

淋巴系统发育不全或发育不全导致淋巴引流受损。颈部淋巴水肿的临床表现为蹼颈[8]。

☀ **临床扩展**

TS 患者甲状腺功能减退症和乳糜泻的筛查建议是什么？

1.甲状腺功能每年检查一次，以筛查甲状腺功能减退症[7]。

2.建议每两年进行一次腹部检查[7]。

## 6.1.3 高血压

### 临床特征

据报道,动脉高血压在成人 TS 患者中的发病率为 13%~58%。这意味着该患者人群中高血压相关死亡率的风险增加了 4 倍以上[9]。

### 病理生理学

1.TS 患者有明显的代谢综合征,包括肥胖、内皮功能障碍和高脂血症,这些因素增加了高血压的风险[9,10]。

2.肾素-血管紧张素-醛固酮系统的激活被认为是 TS 患者高血压的可能原因[9]。

3.主动脉缩窄和主动脉弓形态异常是其诱因[9,10]。

4.TS 患者多有先天性肾脏异常,如马蹄形肾,易使 TS 患者反复出现尿路感染、肾纤维化和继发性高血压[9]。

☀ **临床扩展**

TS 患者的心血管筛查建议是什么？

1.每年检查血压、糖化血红蛋白和血脂水平[7]。

2.对于年龄超过 16 岁的患者,由于存在主动脉根部扩张的风险,建议每年进行一次超声心动图或心脏 MRI 检查[7]。

## 6.1.4 黑色素细胞痣

### 临床特征

据报道,黑色素细胞痣的在 TS 患者的发病率为 25%~100%。随着时间的推移,这些色素痣的大小和数量往往会增加,当其大小超过 10mm 时,转化为恶性的风险也会增加[11]。

### 病理生理学

黑色素细胞痣的病理生理学是多因素的。遗传、阳光照射和性激素是黑色素细胞痣形成的可能原因。然而,黑色素细胞痣形成的机制目前尚不清楚[11,12]。

### 6.1.5　性幼稚症

**临床特征**

青春期时患有 TS 的女孩通常闭经,没有第二性征。然而,嵌合体的女孩可能在卵巢中形成原始卵泡,导致雌激素介导的乳房发育和月经过少[6]。

**病理生理学**

性腺发育不全的程度是由于染色体配对失败,包括减数分裂前期的 X 染色体长臂区域(Xq13~q26)。配对异常越大,最终性腺发育不全和低雌激素血症的程度就越严重[13]。

> **💡 临床查房时可能出现的问题**
>
> **为什么 TS 患者有发生糖尿病的风险?**
>
> X 染色体单倍体不足影响葡萄糖敏感的葡萄糖激酶表达或胰岛素靶组织效应(肝细胞核因子)关键蛋白基因的转录,这导致高血糖引起的胰岛素分泌受损。
>
> 这些缺陷导致体重逐渐增加(由于高胰岛素血症),从而促进外周胰岛素抵抗。TS 患者在发展为明显的 2 型糖尿病之前,一般会经历一段时间葡萄糖不耐受[14]。
>
> **TS 患者常见的内分泌疾病有哪些?**
>
> 卵巢功能衰竭、自身免疫性甲状腺疾病、1 型或 2 型糖尿病、血脂异常和骨质减少[15]。

## 6.2　多囊卵巢综合征

### 6.2.1　多毛症

**临床特征**

多毛症的定义是女性的体毛及头发呈现男性模式分布。这是多囊卵巢综合征(PCOS)常见的皮肤病表现,据报道在 PCOS 发病率为 50%~70%[16]。

一般使用 Ferriman-Gallwey 评分对多毛症进行评估时,根据涉及 11 个解剖部位的末梢毛发分布的存在和程度,评分从 0~4 分[17]。

前臂和小腿被排除在修改后的评分中,因为这些区域的毛发生长与高雄激素血症不一致。改良的 Ferriman-Gallwey 评分客观地评估了 9 个解剖区域的毛发终末生长证据[18]。改良的 Ferriman-Gallwey 评分≥8 分与具有临床意义体征的多毛症较为一致[19,20]。

**病理生理学**

循环中的雄激素是多毛症的主要病因,尽管多毛症的程度与高雄激素血症的严重程度不一致。这可能是有由于毛囊对雄激素反应的个体间的差异[16](见第 1.1.5 节)。

多毛症包括痤疮及男性型脱发与皮脂腺单元中 5α–还原酶(将睾酮还原为活性双氢睾酮)局部的活性[21]。

皮肤中 5α–还原酶的局部浓度因种族而异。例如,多毛症在地中海背景的女性中更为常见,而在东亚或美洲土著背景的女性中,则不那么常见和表现得比较轻[22-24]。

---

**与男性化有关的内分泌疾病**

- 肾上腺肿瘤。
- 库欣综合征。
- 典型和非经典先天性肾上腺增生。
- 高雄激素血症–胰岛素抵抗–黑棘皮病(HAIR-AN 综合征)。
- 卵巢功能亢进。
- 卵巢肿瘤。
- 男性化的特征包括痤疮、男性秃顶、男性嗓音低沉和阴蒂增大[25]。

---

## 6.2.2 黑棘皮病

### 临床特征

黑棘皮病(AN)是 PCOS 和其他与胰岛素抵抗相关的内分泌疾病的典型皮肤病表现。这是一个天鹅绒般的、黑暗的、斑块样的皮肤病变,在有弯曲的部位,如颈部和腋窝地区的偏好,典型肥胖 PCOS 患者中大约 50%的患者有 AN[26]。

### 病理生理学

高胰岛素血症直接刺激角质形成细胞和成纤维细胞,导致其增殖[26]。关于高胰岛素血症引起多毛症的其他机制已经在前面描述过(见第 4.1.11 节)。

## 6.2.3 痤疮

### 临床特征

痤疮是 PCOS 常见的皮肤表现,发病率因种族而异。印度人的发病率最高,太平洋岛民的发病率最低[27]。

### 病理生理学

1.PCOS 患者体内的高胰岛素血症通过胰岛素作用于汗腺上的 IGF-1 受体而增强皮脂的排泄[16]。皮脂积聚为痤疮丙酸杆菌的增殖和最终形成痤疮创造了有利的环境[28]。

2.双氢睾酮(一种雄激素)与汗腺上的受体结合,并影响其皮脂分泌[29]。但是痤疮的严重程度并不取决于高雄激素血症的程度,可能是由于毛囊皮脂腺单位对血循环中雄激素的敏感性不同[30]。

## 6.2.4　肥胖

**临床特征**

PCOS 患者的肥胖发病率为 40%~80%。与美国以外的女性相比,美国的 PCOS 患者的体重指数(BMI)更高[31]。

**病理生理学**

雄激素的循环水平影响身体脂肪的分布,男性的睾丸激素水平较高,因此,与臀部或下半身相比,中腹的脂肪分布较多。

患有 PCOS 的女性体内睾丸激素水平很高,这将典型的女性脂肪分布转变为男性,这就是中枢或内脏脂肪增多的原因[31]。

最近的证据反驳了 PCOS 患者是由于高雄激素导致肥胖的这一假设。尽管肥胖和不肥胖的 PCOS 女性与没有 PCOS 的对照组相比,但这两组 PCOS 受试者的内脏脂肪差异不显著[32]。目前对其机制仍不完全了解。

---

**病理生理学扩展**

多囊卵巢综合征的发病机制(图 6.1)。

---

**临床查房时可能出现的问题**

**多囊卵巢综合征患者胰岛素抵抗的原因是什么?**

1.多囊卵巢综合征患者胰岛素与胰岛素受体结合缺陷导致胰岛素抵抗[40]。

2.脂肪组织中葡萄糖转运蛋白 4(GLUT-4)受体的减少导致葡萄糖摄取减少[40]。

3.持续性高血糖促进波动和持续性高胰岛素血症,可以导致进行性 β 细胞功能障碍和死亡[40]。

4.雄激素在胰岛素抵抗中可能起到一定的作用,尽管血清雄激素水平升高不能单独解释多囊卵巢综合征的胰岛素抵抗[40]。

5.PCOS 患者的血脂异常,可以导致脂毒性诱导的胰岛素抵抗[41]。

6.炎症性脂肪因子,如肿瘤坏死因子-α(TNF-α)也增加,部分与肥胖有关,可诱导胰岛素抵抗。此外,胰岛素致敏的脂肪因子脂联素也会随之减少[42,43]。

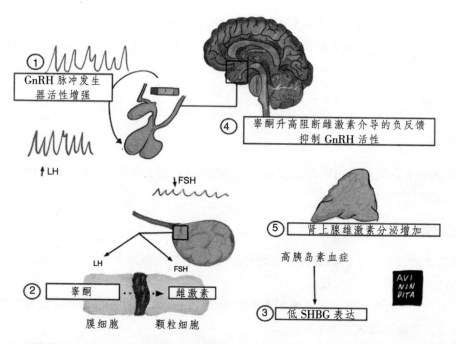

**图 6.1** 多囊卵巢综合征病理生理学示意图。步骤 1:GnRH 脉冲发生器的活性增加刺激中枢促性腺激素,导致促黄体生成素(LH)增加,同时卵泡刺激素(FSH)减少[33,34]。步骤 2:一方面,LH 刺激卵巢的卵泡膜细胞产生睾酮;另一方面,低 FSH 导致颗粒细胞介导的卵泡膜细胞源性睾酮转化为雌激素的刺激减少[35]。步骤 3:循环性激素结合球蛋白(SHBG)水平降低[36]也会加重高雄激素血症的程度。高雄激素血症和高胰岛素血症都会减少肝脏 SHBG 的合成[37],而且由于 SHBG 与雌激素的结合比与雄激素的结合力更强,因此低水平的循环 SHBG 会增加游离雄激素与游离雌激素的比值。步骤 4:高雄激素血症损害了雌激素对垂体促性腺激素的负反馈作用,从而导致 LH 的释放没有受影响,维持高雄激素血症的恶性循环[38]。步骤 5:肾上腺来源的雄激素起到了一定的作用,但其具体机制还不完全清楚[39]。(Redrawn and modified from Chaudhari et al.[34])

**在评估多囊卵巢综合征时应排除哪些情况?**

　　作为多囊卵巢综合征评估的一部分,以下疾病也有胰岛素抵抗:甲状腺功能减退、催乳素瘤、非经典先天性肾上腺增生、库欣综合征、雄激素分泌肿瘤和肢端肥大症,此外,根据临床表现,谨慎地排除部分患者的妊娠、原发性卵巢功能不全或下丘脑功能性闭经[44],另外,任何有闭经的育龄女性都必须排除怀孕。

## 6.3 男性性腺功能减退症

### 6.3.1 睾丸容量减小

**临床特征**

睾丸容量是睾酮生成和精子生成功能的一个有临床价值的替代指标[45]。睾丸容量减小与男性性腺功能减退症有关,与继发性性腺功能减退症相比,更可能发生原发性性腺功能减退[46]。

Prader 睾丸测量计是临床上评估睾丸容量的客观手段。一项对 400 多名受试者的横断面研究显示,使用睾丸测量计对睾丸容量进行的临床评估与超声评估之间,存在着很强的统计上显著的正相关[47]。

在使用睾丸测量计时,要防止患者感到不适,这需要临床医生具有足够的技巧。

一项研究评估原发性或继发性性腺功能减退症患者血清睾酮水平与成人睾丸容量之间的关系。睾丸容量>30mL,结合体重指数测量,睾丸联合 BMI 评估睾酮水平的敏感性和特异性分别为 85.3% 和 86.5%[45]。

**病理生理学**

睾丸容量 90% 以上是由产生精子的精小管数量决定的,因此,睾丸的大小可以预测精子发生的可能性。睾丸间质细胞对最终睾丸容量的贡献不大。因此,生精小管功能的紊乱可导致睾丸容量的显著减小,而与睾丸间质细胞功能无关[48]。

FSH 和睾丸内睾酮促进睾丸生精小管上皮细胞支持细胞(SC)的发育。另一方面,LH 刺激睾丸间质细胞,后者负责睾酮的合成[49]。

在男性性腺功能减退症的情况下,低水平的睾丸激素刺激睾丸支持细胞较少,最终导致睾丸萎缩。这就解释了男性性腺功能减退症患者的睾丸容量低的现象[50]。

☀ **病理生理学扩展见图 6.2**

☀ **临床扩展**

**正常成人睾丸的大小是多少?**

长(4~5.5)cm×宽 2.5cm×前后径 3cm。

据报道,白种人和非洲裔美国人的容量大于 20mL[55](图 6.3)。

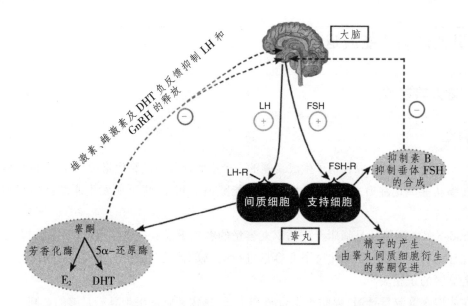

**图 6.2　下丘脑-垂体-睾丸轴示意图。**下丘脑产生的促性腺激素释放激素(GnRH)直接刺激垂体促性腺激素释放 FSH 和 LH。LH 与 Leydig 细胞上的 G 蛋白耦联 LH 受体(LH-R)结合并刺激睾酮的形成[51]。然后,睾酮(T)通过外周芳香化酶和 5α-还原酶分别转化为雌二醇和双氢睾酮(DHT)(实线)[52]。促性腺激素和下丘脑 GnRH 神经元的负反馈抑制由睾酮和雌二醇($E_2$)介导(虚线)[53]。FSH 与睾丸支持细胞上的 G 蛋白耦联 FSH 受体(FSH-R)结合,这一过程促进精子(精子发生)、雄激素结合蛋白(ABP)和抑制素 B(实线)的形成。支持细胞中的精子发生确实受到睾丸间质细胞衍生睾酮的营养刺激[50]。抑制素 B 通过负反馈回路(虚线)抑制垂体促性腺激素释放[54]。(Based on Shalet.[51])

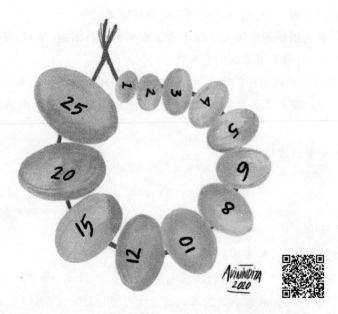

**图 6.3　普拉德睾丸计。**睾丸容量的客观评估需要使用睾丸测试器——用预测睾丸体积标记的连续珠。睾丸触诊和检查通过将睾丸容量与睾丸计上的珠子进行比较,以获得睾丸体积的近似值[45]。(Based on Ruiz-Olvera et al. [45])

## 6.3.2 男性女型乳房

### 临床特征

男性女型乳房是指男性可触及的乳腺腺体组织[56],应与男性的女性乳房发育症(又名假女性乳房发育症)区分,假女性乳房发育症是指由于脂肪积聚导致乳房增大[57]。据报道,在男性性腺功能减退症中发现了男性女型乳房[46]。

### 病理生理学

男性乳房中有多种性激素和催乳素受体。理论上,雌激素刺激乳腺腺体组织的形成,而雄激素则导致其退化。如果性激素的平衡被打破,导致雌激素比例增高,就会发生假女性乳房发育症[56]。

## 6.3.3 身材矮小及骨折

### 临床特征

男性性腺功能减退症导致骨密度低,表现为骨折[46],男性性腺功能减退症患者的继发性骨质疏松或骨质减少的发病率目前尚不清楚[58]。

### 病理生理学

1.雌激素通过抑制破骨细胞活性(骨吸收)在维持成年男性和女性的骨量方面起着至关重要的作用。在男性中,睾酮通过脂肪组织中的芳香化酶转化为雌激素。因此,睾酮对骨矿物质密度有间接的有益作用[59]。

2.肌肉体积和力量的减少,易使性腺功能减退的男性跌倒,这增加了他们骨折的风险[60]。

> **☀ 病理生理学扩展**
>
> **芳香化酶缺乏与男性的雌激素抵抗**
>
> 迄今为止,只有一例男性的雌激素抵抗,临床表型与先天性芳香化酶缺乏症相似。

### 临床特征

- 由于持续成长到成年期,身材高大,比例匀称。
- 骨龄延迟。
- 低骨密度。

### 病理生理学

雌激素促进骨骼成熟、骨骺端融合、线性生长停滞(在青春期前期)以及成年期骨密度的维持。通常,雌激素抵抗或芳香化酶缺乏的患者,不会获得雌激素对骨骼代谢的这些有益影响[61]。

## 6.3.4 身体成分的变化

### 临床特征

男性性腺功能减退症患者的下肢肌肉质量较少和力量较低[62]。

在很大程度上,性腺功能减退与腹部脂肪增加有关,这解释了性腺功能减退的患者腰臀比增加的原因[63]。

### 病理生理学

低睾酮导致肌肉蛋白质合成减少,从而导致肌肉质量减少[63]。

睾酮抑制脂肪组织中脂蛋白脂酶的活性。在男性性腺功能减退症中,低水平的睾酮无法抑制脂蛋白脂肪酶的活性,这可导致脂质储存增加[63](见第 1.4.1 节)。

---

**临床查房时可能出现的问题**

**克氏综合征(KS)的临床特点是什么?**

克氏综合征的特征是性腺功能减退症(性欲低下、不孕、稀疏的雄性毛发生长)、男性女型乳房、身材高大和小睾丸[64](表 6.1)。

**克氏综合征的遗传基础是什么? 它与 46,XX 睾丸性发育障碍有何不同?**

KS 是高促性腺激素性性腺功能减退症,一般的核型是 XXY(额外的 X 染色体)。X 染色体的里昂化或失活[67]可能有点不完全,导致不完全失活的额外 X 染色体的一些残余活性基因的表达[68]。

80%~90%的 KS 患者是 47,XXY 基因型。KS 的其他核型包括 48,XXXY,48,XXYY 或镶嵌(47,XXY 和正常 46,XY 共存)。这些不太常见的核型占患者的 20%[65]。

与长高的 KS 患者相比,46,XX 睾丸性发育障碍的男性由于父亲先天性 X 染色体异常而出现身材矮小[69]。

在父本减数分裂过程中,部分 Y 染色体物质附着在 X 染色体上。影响性别分化的 Y 染色体(SRY)基因的性别决定区转移到有缺陷的 X 染色体上。由于 SRY 区的存在,男婴有正常的男性外生殖器。然而, 在调节精子发生过程中起关键作用的无精子症因子(AZF)区在受影响的父母的减数分裂过程中变得有缺陷。受影响的男性后代由于遗传了一种有缺陷的无精子症因子而患上少精子症[70]。

表 6.1　KS 其他临床特征的机制

| 临床特征 | 机制 |
| --- | --- |
| 面部、胸部和阴毛脱落 | 雄激素缺乏[65] |
| 宦官体型（臂长>身高；下部量>上部量） | 睾酮缺乏与骨骺延迟因低雌激素血症而关闭[65] |
| 前额脱发 | 雄激素缺乏[65,66] |

Adapted from Bonomi[65] and Urysiak–Czubatka[66].

## 6.4　绝经期

### 6.4.1　阴道干燥

**临床特征**

阴道干燥是更年期综合征的一种常见表现，据报道，其在更年期综合征中发病率为 8%~43%[71,72]。其他外阴体征包括：阴道缩短和子宫阴道脱垂等[73]。

**病理生理学**

1.低雌激素血症导致阴道黏膜变薄，因为阴道表面细胞中的局部雌激素水平较低[74,75]。由于低雌激素血症，正常厚而潮湿的阴道黏膜转化为薄而干燥的上皮[76]。

2.黏膜血流减少会损害阴道分泌物[76]。

### 6.4.2　脆性骨折

**临床特征**

绝经期是老年女性骨密度低的最重要的危险因素。根据年龄和种族，绝经后低 BMD 的估计值高达 40%，与年龄匹配的白种人对照组相比，绝经后非洲裔美国女性的脆性骨折更低。非洲裔美国绝经后女性的皮质骨密度和骨小梁骨密度往往高于白种人，这可能是她们骨折率低的原因[77]。

**病理生理学**

1.雌激素缺乏会加速破骨细胞的生成（导致骨密度显著下降）[78]。

2.雌激素在防止成骨细胞凋亡中起关键作用[78]。

3.FSH 峰值通过刺激破骨细胞生成加速骨丢失，特别是在绝经前晚期和绝经早期。有趣的是，患有中枢性（低 FSH）比非原发性性腺功能减退症（高 FSH）的女性骨密度减少的程度要轻[79,80]。

## 6.4.3　身体成分的变化

**临床特征**

　　更年期与中央(内脏)脂肪组织沉积的增加有关[81-83]。与绝经前对照组相比,绝经后女性的腰臀比更高。事实上,在一项对 358 名女性的研究中,绝经后女性更容易出现中心性脂肪沉积,即使在控制了诸如体重指数等混杂因素后也是如此[84]。

**病理生理学**

　　1.静息能量消耗(REE)可预测雌激素水平的减少,绝经后女性的雌激素水平下降[82],引起 REE 的下降使脂肪氧化减少[82],并导致内脏和皮下脂肪组织的积聚[81]。

　　2.雌激素引起臀区脂肪积聚,而雄激素影响腹部脂肪分布。在绝经后女性中,低雌激素状态导致肝脏性激素结合球蛋白(SHBG)的生成减少,低 SHBG 增加未结合的活性雄激素水平。在绝经后时期观察到的脂肪的中央积聚,是由平衡向雄激素高时的脂肪分布(腹部脂肪增加)转变引起的[85]。

---

### 💡 临床查房时可能出现的问题

**更年期年龄段的潮热是什么?**

　　潮热是更年期女性最常见的症状[86]。潮热表现为间歇性的局部发热、潮红(红斑)及面部和胸部出汗过多。大多数患者的症状在两年内得到改善[87]。

　　大约 10% 的患者在最后一次月经的 10 年后可能会出现这种持续的烦人的潮热[88],停止激素替代疗法(HRT)后也可以出现更年期后任何时候的症状性潮热。潮热始终与 GnRH 和 FSH 的峰值有关,在中枢性性腺功能减退症(FSH 正常或低)的女性中通常不会出现潮热[89]。

**雌激素对心脏有什么保护作用?**

　　1.17β-雌二醇增加载脂蛋白 A-I 的合成速率(高密度脂蛋白),同时降低载脂蛋白 B-100 的合成速率(富含甘油三酯的脂蛋白)[90](见图 7.2)。

　　2.雌激素增加细胞表面低密度脂蛋白受体的表达,从而提高外周组织对低密度脂蛋白的清除率[91]。

　　3.雌激素直接增加脂肪组织中脂蛋白脂肪酶(脂质储存)的活性,而降低激素敏感性脂肪酶(脂质释放)的活性(见第 1.4.1 节)[90]。

## 6.5 雌激素抵抗

### 6.5.1 身材高大

#### 临床特征

在 1 名男性患者的雌激素抵抗病例中,患者是高个子[92],然而,最近的一个病例的家系包括两名女性和一名男性,他们并非都是身材高大[93]。雌激素抵抗是一种罕见的疾病,很少有公开的病例报道,这使得身材高大在雌激素抵抗中的发病率不确定[94]。

#### 病理生理学

雌激素促进青春期早期的快速生长和青春期后期骨骺端的闭合[92],而达到最终骨骼高度的速度取决于生长板衰老(融合),这是由雌激素作用于软骨细胞上的同源受体介导的[95,96]。雌激素在男性和女性身高的形成中都起着关键作用[61]。

雌激素受体的突变导致对雌激素不敏感,使生长板一直不融合[93],而延迟生长板融合导致这些患者身材高大[97]。

### 6.5.2 黑棘皮病

#### 临床特征

报道了 1 名男性患者雌激素抵抗具有黑棘皮病的病例。病灶分布于双侧腋窝[92]。

#### 病理生理学

在雌激素抵抗和葡萄糖不耐受的情况下,出现胰岛素抵抗的原因不是很清楚,有学者提出了这一临床体征的可能原因[92]。

循环雌激素可以通过促进胰岛素分泌和改善其靶组织效应来改善血糖控制。由于雌激素受体的缺陷,雌激素无法发挥这些生理作用,导致胰岛素抵抗[92]。

 **临床查房时可能出现的问题**

**雌激素抵抗女性的临床特征是什么?**[98]

- 低骨密度。
- 乳房发育受损。
- 青春期延迟。
- 缺乏骨骺闭合,导致身材高大。

我们讨论了雌激素受体 α 基因(ESR1)的典型雌激素抵抗的临床特征;最近报道了雌激素受体 β(ESR2)的突变。最近报道的女性患者 ESR2 突变的临床特征是什么?

- 卵巢发育不良(卵巢为条索状)。
- 无青春期。
- 乳房发育缺失。
- 幼稚子宫。
- 骨质疏松伴骨骺闭合。

与典型 ESR1 突变的患者相比,由于 ESR2 突变而产生雌激素抵抗的患者卵巢发育不良,因为 ESR2 受体信号通路对卵巢的分化和生长至关重要[98,99]。

## 6.6 完全性雄激素抵抗

### 6.6.1 外生殖器和内生殖器的异常

**临床特征**

在盆腔检查中,雄激素抵抗的患者阴道短,宫颈缺失[100]。由于女性外生殖器的外观正常,诊断常被延误[101]。

病理生理学(图 6.4)。

### 6.6.2 正常乳腺组织发育

**临床特征**

完全性雄激素抵抗(CAIS)患者通常女性乳腺组织发育正常[104]。沿着乳腺线的任何地方都有异常乳腺组织的报道[105]。在青春期前后,乳房会自发发育。因此,患者在成长过程中会有女性的性别认同[106]。

一般 CAIS 患者是按照女性培养,据报道有一名 17 岁的 CAIS 患者出现性别焦虑症,患者接受从女性到男性的变性手术,之后用雄激素治疗[107]。

**病理生理学**

雄激素转化为雌激素促进 CAIS 患者乳腺组织发育[103]。

### ⛭ 临床扩展

**CAIS 的其他临床特征是什么[106]?**

原发性闭经、腹股沟疝、阴毛和腋毛稀疏或缺失。

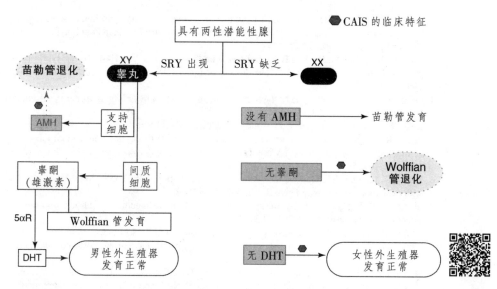

**图 6.4** 具有两性潜能性腺正常分化示意图及雄激素完全抵抗的含义。完全雄激素抵抗(CAIS)是由于控制雄激素受体(AR)表达的基因突变引起的[102,103]。在人类胚胎期,性腺可以分化为男性或女性的性腺,其最终表型特征受转录因子 SRY(Y 染色体的性别决定区)、雄激素和抗苗勒管激素(AMH)的影响[104]。在遗传特性为雄性(XY)个体中,Y 染色体短臂上的 SRY 转录因子在两性潜能腺向睾丸的分化中起关键作用。睾丸支持细胞分泌的 AMH 导致苗勒管退化,而苗勒管负责形成女性上生殖器官结构(阴道、子宫和输卵管的上 1/3)[104]。睾丸中的雄激素与雄激素受体结合,并介导 Wolffian 管向男性内生殖器结构(精囊、附睾和输精管)的发育。由于 AR 的突变,Wolffian 管出现退化,使得在遗传特征为男性的个体中出现女性外生殖器(阴道、阴唇和阴蒂的下 2/3)[104]。(Y 染色体 SRY 性别决定区,5αR 5α–还原酶)。(Redrawn and modified from Hughes et al.[104])

---

💡 **临床查房时可能出现的问题**

**为什么 CAIS 和隐睾患者要进行睾丸切除术?**

位于腹部的睾丸转化为恶性肿瘤的风险随着年龄的增长而增加,25 岁时预期转化为恶性肿瘤风险为 3.6%,平均风险为 1%。到 50 岁时,转化风险为 33%[108]。

**为什么 CAIS 患者腋毛和阴毛缺失或很少?**

软毛(无色素或非性)可能出现在阴部和腋下区域,因为它不依赖雄激素。深色的末梢毛发是雄激素依赖性的,而在 CAIS 中雄激素受体突变使雄激素不能发挥作用,从而导致腋毛和阴毛稀疏或缺失[109]。

# 参考文献

1. Ouarezki Y, Cizmecioglu FM, Mansour C, Jones JH, Gault EJ, Mason A, Donaldson MDC. Measured parental height in turner syndrome—a valuable but underused diagnostic tool. Eur J Pediatr. 2018;177:171–9.

2. Quigley CA, Crowe BJ, Anglin DG, Chipman JJ. Growth hormone and low dose estrogen in turner syndrome: results of a United States multi-center trial to near-final height. J Clin Endocrinol Metab. 2002;87:2033–41.

3. Seo GH, Kang E, Cho JH, Lee BH, Choi J-H, Kim G-H, Seo E-J, Yoo H-W. Turner syndrome presented with tall stature due to overdosage of the SHOX gene. Ann Pediatr Endocrinol Metab. 2015;20:110–3.

4. Oliveira CS, Alves C. The role of the SHOX gene in the pathophysiology of turner syndrome. Endocrinol Nutr. 2011;58:433–42.

5. Ross JL, Kowal K, Quigley CA, Blum WF, Cutler GB, Crowe B, Hovanes K, Elder FF, Zinn AR. The phenotype of short stature Homeobox gene (SHOX) deficiency in childhood: contrasting children with Leri-Weill Dyschondrosteosis and turner syndrome. J Pediatr. 2005;147:499–507.

6. Zhong Q, Layman LC. Genetic Considerations in the Patient with Turner Syndrome—45,X with or without Mosaicism. Fertil Steril. 2012;98:775–9.

7. Shankar RK, Backeljauw PF. Current best practice in the management of turner syndrome. Ther Adv Endocrinol Metab. 2018;9:33–40.

8. Atton G, Gordon K, Brice G, Keeley V, Riches K, Ostergaard P, Mortimer P, Mansour S. The lymphatic phenotype in turner syndrome: an evaluation of nineteen patients and literature review. Eur J Hum Genet. 2015;23:1634–9.

9. De Groote K, Demulier L, De Backer J, De Wolf D, De Schepper J, T'sjoen G, De Backer T. Arterial hypertension in turner syndrome: a review of the literature and a practical approach for diagnosis and treatment. J Hypertens. 2015;33:1342–51.

10. Evan L, Emilio Q, Zunqiu C, Jodi L, Michael S. Pilot study of blood pressure in girls with turner syndrome. Hypertension. 2016;68:133–6.

11. Becker B, Jospe N, Goldsmith LA. Melanocytic nevi in turner syndrome. Pediatr Dermatol. 1994;11:120–4.

12. Gibbs P, Brady BM, Gonzalez R, Robinson WA. Nevi and melanoma: lessons from Turner's syndrome. Dermatology (Basel). 2001;202:1–3.

13. Abir R, Fisch B, Nahum R, Orvieto R, Nitke S, Ben Rafael Z. Turner's syndrome and fertility: current status and possible putative prospects. Hum Reprod Update. 2001;7:603–10.

14. Bakalov VK, Cheng C, Zhou J, Bondy CA. X-chromosome gene dosage and the risk of diabetes in turner syndrome. J Clin Endocrinol Metabol. 2009;94:3289–96.

15. Collett-Solberg PF, Gallicchio CT, Da Coelho SSC Siqueira RA, De Alves STF, Guimarães MM (2011) Endocrine diseases, perspectives and care in turner syndrome. Arq Bras Endocrinol Metabol 55:550–558.

16. Feng J-G, Guo Y, Ma L-A, Xing J, Sun R-F, Zhu W. Prevalence of dermatologic manifestations and metabolic biomarkers in women with polycystic ovary syndrome in North China. J Cosmet Dermatol. 2018;17:511–7.

17. Ferriman D, Gallwey JD. Clinical assessment of body hair growth in women. J Clin Endocrinol Metab. 1961;21:1440–7.

18. Cook H, Brennan K, Azziz R. Reanalyzing the modified ferriman-gallwey score: is there a simpler method for assessing the extent of hirsutism? Fertil Steril. 2011;96:1266–1270.e1.

19. Aswini R, Jayapalan S. Modified Ferriman–Gallwey score in hirsutism and its association with metabolic syndrome. Int J Trichology. 2017;9:7–13.

20. Hatch R, Rosenfield RL, Kim MH, Tredway D. Hirsutism: implications, etiology, and management. Am J Obstet Gynecol. 1981;140:815–30.

21. Rosenfield RL. Clinical practice. Hirsutism. N Engl J Med. 2005;353:2578–88.

22. Coskun A, Ercan O, Arikan DC, Özer A, Kilinc M, Kiran G, Kostu B. Modified Ferriman–Gallwey hirsutism score and androgen levels in Turkish women. European Journal of Obstetrics and Gynecology and Reproductive Biology. 2011;154:167–71.

23. Escobar-Morreale HF, Carmina E, Dewailly D, et al. Epidemiology, diagnosis and management of hirsutism: a consensus statement by the androgen excess and polycystic ovary syndrome society. Hum Reprod Update. 2012;18:146–70.

24. Martin KA, Anderson RR, Chang RJ, Ehrmann DA, Lobo RA, Murad MH, Pugeat MM, Rosenfield RL. Evaluation and treatment of hirsutism in premenopausal women: an Endocrine Society clinical practice guideline. J Clin Endocrinol Metab. 2018;103:1233–57.

25. Mihailidis J, Dermesropian R, Taxel P, Luthra P, Grant-Kels JM. Endocrine evaluation of hirsutism. Int J Womens Dermatol. 2017;3:S6–S10.

26. Panidis D, Skiadopoulos S, Rousso D, Ioannides D, Panidou E. Association of acanthosis nigricans with insulin resistance in patients with polycystic ovary syndrome. Br J Dermatol. 1995;132:936–41.

27. Azziz R, Marin C, Hoq L, Badamgarav E, Song P. Health care-related economic burden of the polycystic ovary syndrome during the reproductive life span. J Clin Endocrinol Metab. 2005;90:4650–8.
28. Chuan SS, Chang RJ. Polycystic ovary syndrome and acne. Skin Therapy Lett. 2010;15:1–4.
29. Ju Q, Tao T, Hu T, Karadağ AS, Al-Khuzaei S, Chen W. Sex hormones and acne. Clin Dermatol. 2017;35:130–7.
30. Khezrian L, Yazdanfar A, Azizian Z, Hassani P, Feyzian M. The relationship between acne and other Hyperandrogenism signs. Journal of Skin and Stem Cell. 2016;3:e64187.
31. Sam S. Obesity and polycystic ovary syndrome. Obes Manag. 2007;3:69–73.
32. Boumosleh JM, Grundy SM, Phan J, Neeland IJ, Chang A, Vega GL. Metabolic concomitants of obese and nonobese women with features of polycystic ovarian syndrome. J Endocr Soc. 2017;1:1417–27.
33. Leondires MP, Berga SL. Role of GnRH drive in the pathophysiology of polycystic ovary syndrome. J Endocrinol Investig. 1998;21:476–85.
34. Chaudhari N, Dawalbhakta M, Nampoothiri L. GnRH dysregulation in polycystic ovarian syndrome (PCOS) is a manifestation of an altered neurotransmitter profile. Reprod Biol Endocrinol. 2018;16:37.
35. Johansson J, Stener-Victorin E. Polycystic ovary syndrome: effect and mechanisms of acupuncture for ovulation induction. Evid Based Complement Alternat Med. 2013; https://doi.org/10.1155/2013/762615.
36. Deswal R, Yadav A, Dang AS. Sex hormone binding globulin - an important biomarker for predicting PCOS risk: a systematic review and meta-analysis. Syst Biol Reprod Med. 2018;64:12–24.
37. Mehrabian F, Afghahi M. Can sex-hormone binding globulin considered as a predictor of response to pharmacological treatment in women with polycystic ovary syndrome? Int J Prev Med. 2013;4:1169–74.
38. Bremer AA. Polycystic ovary syndrome in the pediatric population. Metab Syndr Relat Disord. 2010;8:375–94.
39. Baskind NE, Balen AH. Hypothalamic-pituitary, ovarian and adrenal contributions to polycystic ovary syndrome. Best Pract Res Clin Obstet Gynaecol. 2016;37:80–97.
40. Dunaif A. Insulin resistance and the polycystic ovary syndrome: mechanism and implications for pathogenesis. Endocr Rev. 1997;18:774–800.
41. Yazıcı D, Sezer H. Insulin resistance, obesity and lipotoxicity. Adv Exp Med Biol. 2017;960:277–304.
42. Chen X, Jia X, Qiao J, Guan Y, Kang J. Adipokines in reproductive function: a link between obesity and polycystic ovary syndrome. J Mol Endocrinol. 2013;50:R21–37.
43. Dimitriadis GK, Kyrou I, Randeva HS. Polycystic ovary syndrome as a Proinflammatory state: the role of Adipokines. Curr Pharm Des. 2016;22:5535–46.
44. Legro RS, Arslanian SA, Ehrmann DA, Hoeger KM, Murad MH, Pasquali R, Welt CK. Diagnosis and treatment of polycystic ovary syndrome: an Endocrine Society clinical practice guideline. J Clin Endocrinol Metab. 2013;98:4565–92.
45. Ruiz-Olvera SF, Rajmil O, Sanchez-Curbelo J-R, Vinay J, Rodriguez-Espinosa J, Ruiz-Castañé E. Association of serum testosterone levels and testicular volume in adult patients. Andrologia. 2018;50:e12933.
46. Basaria S. Male hypogonadism. Lancet. 2014;383:1250–63.
47. Sakamoto H, Saito K, Ogawa Y, Yoshida H. Testicular volume measurements using Prader Orchidometer versus ultrasonography in patients with infertility. Urology. 2007;69:158–62.
48. Handelsman DJ, Staraj S. Testicular size: the effects of aging, malnutrition, and illness. J Androl. 1985;6:144–51.
49. Barrionuevo F, Burgos M, Jiménez R. Origin and function of embryonic Sertoli cells. Biomol Concepts. 2011;2:537–47.
50. Griswold MD. The central role of Sertoli cells in spermatogenesis. Semin Cell Dev Biol. 1998;9:411–6.
51. Shalet SM. Normal testicular function and spermatogenesis. Pediatr Blood Cancer. 2009;53:285–8.
52. Stocco C. Tissue physiology and pathology of aromatase. Steroids. 2012;77:27–35.
53. Vaucher L, Funaro MG, Mehta A, Mielnik A, Bolyakov A, Prossnitz ER, Schlegel PN, Paduch DA. Activation of GPER-1 estradiol receptor downregulates production of testosterone in isolated rat Leydig cells and adult human testis. PLoS One. 2014;9:e92425.
54. Demyashkin GA. Inhibin B in seminiferous tubules of human testes in normal spermatogenesis and in idiopathic infertility. Syst Biol Reprod Med. 2019;65:20–8.

55. Lin C-C, Huang WJS, Chen K-K. Measurement of testicular volume in smaller testes: how accurate is the conventional Orchidometer? J Androl. 2009;30:685–9.

56. Carlson HE. Approach to the patient with gynecomastia. J Clin Endocrinol Metab. 2011;96:15–21.

57. Meerkotter D. Gynaecomastia associated with highly active antiretroviral therapy (HAART). J Radiol Case Rep. 2010;4:34–40.

58. Ryan CS, Petkov VI, Adler RA. Osteoporosis in men: the value of laboratory testing. Osteoporos Int. 2011;22:1845–53.

59. Khosla S, Oursler MJ, Monroe DG. Estrogen and the skeleton. Trends Endocrinol Metab. 2012;23:576–81.

60. Szulc P, Claustrat B, Marchand F, Delmas PD. Increased risk of falls and increased bone resorption in elderly men with partial androgen deficiency: the MINOS study. J Clin Endocrinol Metabol. 2003;88:5240–7.

61. Rochira V, Kara E, Carani C. The endocrine role of estrogens on human male skeleton. Int J Endocrinol. 2015; https://doi.org/10.1155/2015/165215.

62. Skinner JW, Otzel DM, Bowser A, Nargi D, Agarwal S, Peterson MD, Zou B, Borst SE, Yarrow JF. Muscular responses to testosterone replacement vary by administration route: a systematic review and meta-analysis. J Cachexia Sarcopenia Muscle. 2018;9:465–81.

63. Brodsky IG, Balagopal P, Nair KS. Effects of testosterone replacement on muscle mass and muscle protein synthesis in hypogonadal men--a clinical research center study. J Clin Endocrinol Metab. 1996;81:3469–75.

64. Nieschlag E. Klinefelter Syndrome. Dtsch Arztebl Int. 2013;110:347–53.

65. Bonomi M, Rochira V, Pasquali D, Balercia G, Jannini EA, Ferlin A. Klinefelter syndrome (KS): genetics, clinical phenotype and hypogonadism. J Endocrinol Investig. 2017;40: 123–34.

66. Urysiak-Czubatka I, Kmieć ML, Broniarczyk-Dyła G. Assessment of the usefulness of dihydrotestosterone in the diagnostics of patients with androgenetic alopecia. Postepy Dermatol Alergol. 2014;31:207–15.

67. El Kassar N, Hetet G, Brière J, Grandchamp B. X-chromosome inactivation in healthy females: incidence of excessive lyonization with age and comparison of assays involving DNA methylation and transcript polymorphisms. Clin Chem. 1998;44:61–7.

68. Groth KA, Skakkebæk A, Høst C, Gravholt CH, Bojesen A. Klinefelter syndrome—a clinical update. J Clin Endocrinol Metab. 2013;98:20–30.

69. Terribile M, Stizzo M, Manfredi C, Quattrone C, Bottone F, Giordano RD, Bellastella G, Arcaniolo D, De Sio M. 46,XX Testicular Disorder of Sex Development (DSD): A Case Report and Systematic Review. Medicina. 2019; https://doi.org/10.3390/medicina55070371.

70. Li T-F, Wu Q-Y, Zhang C, Li W-W, Zhou Q, Jiang W-J, Cui Y-X, Xia X-Y, Shi Y-C. 46,XX testicular disorder of sexual development with SRY-negative caused by some unidentified mechanisms: a case report and review of the literature. BMC Urol. 2014;14:104.

71. Huang AJ, Moore EE, Boyko EJ, Scholes D, Lin F, Vittinghoff E, Fihn SD. Vaginal symptoms in postmenopausal women: self-reported severity, natural history, and risk factors. Menopause. 2010;17:121–6.

72. Waetjen LE, Crawford SL, Chang P, Reed BD, Hess R, Avis NE, Harlow SD, Greendale GA, Dugan SA, Gold EB. Factors associated with developing vaginal dryness symptoms in women transitioning through menopause: a longitudinal study. Menopause. 2018;25:1094–104.

73. Santoro N, Epperson CN, Mathews SB. Menopausal symptoms and their management. Endocrinol Metab Clin N Am. 2015;44:497–515.

74. Nair PA. Dermatosis associated with menopause. J Midlife Health. 2014;5:168–75.

75. Shah M, Karena Z, Patel SV, Parmar N, Singh PK, Sharma A. Treatment of vaginal atrophy with vaginal estrogen cream in menopausal Indian women. Oman Med J. 2017;32:15–9.

76. Mac Bride MB, Rhodes DJ, Shuster LT. Vulvovaginal atrophy. Mayo Clin Proc. 2010;85:87–94.

77. Finkelstein JS, Brockwell SE, Mehta V, et al. Bone mineral density changes during the menopause transition in a multiethnic cohort of women. J Clin Endocrinol Metab. 2008;93: 861–8.

78. Manolagas SC, O'Brien CA, Almeida M. The role of estrogen and androgen receptors in bone health and disease. Nat Rev Endocrinol. 2013;9:699–712.

79. Wang J, Zhang W, Yu C, Zhang X, Zhang H, Guan Q, Zhao J, Xu J. Follicle-stimulating hormone increases the risk of postmenopausal osteoporosis by stimulating osteoclast differentiation. PLoS One. 2015; https://doi.org/10.1371/journal.pone.0134986.

80. Chin K-Y. The relationship between follicle-stimulating hormone and bone health: alterna-

tive explanation for bone loss beyond Oestrogen? Int J Med Sci. 2018;15:1373–83.

81. Barbat-Artigas S, Aubertin-Leheudre M. Menopausal transition and fat distribution. Menopause. 2013;20:370.

82. Lovejoy J, Champagne C, de Jonge L, Xie H, Smith S. Increased visceral fat and decreased energy expenditure during the menopausal transition. Int J Obes. 2008;32:949–58.

83. Leanne H, Rajarshi B, Belén R, et al. Menopausal Status and Abdominal Obesity Are Significant Determinants of Hepatic Lipid Metabolism in Women. Journal of the American Heart Association. 4:e002258.

84. Donato GB, Fuchs SC, Oppermann K, Bastos C, Spritzer PM. Association between menopause status and central adiposity measured at different cutoffs of waist circumference and waist-to-hip ratio. Menopause. 2006;13:280–5.

85. Kozakowski J, Gietka-Czernel M, Leszczyńska D, Majos A. Obesity in menopause – our negligence or an unfortunate inevitability? Prz Menopauzalny. 2017;16:61–5.

86. Freedman RR. Pathophysiology and treatment of menopausal hot flashes. Semin Reprod Med. 2005;23:117–25.

87. Morrow PKH, Mattair DN, Hortobagyi GN. Hot flashes: a review of pathophysiology and treatment modalities. Oncologist. 2011;16:1658–64.

88. Freeman EW, Sammel MD, Sanders RJ. Risk of long term hot flashes after natural menopause: evidence from the penn ovarian aging cohort. Menopause. 2014;21:924–32.

89. Gordon M, Donald L, Emanuele M, Ann M. Hot flashes in patients with hypogonadism and low serum gon-adotropin levels. Endocr Pract. 2003;9:119–23.

90. Szafran H, Smielak-Korombel W. The role of estrogens in hormonal regulation of lipid metabolism in women. Przeglad lekarski. 1998;55:266–70.

91. Kumar S, Shah C, Oommen ER. Study of cardiovascular risk factors in pre and postmenopausal women. Int J Pharma Sci Res. 2012;3:560–70.

92. Smith EP, Boyd J, Frank GR, Takahashi H, Cohen RM, Specker B, Williams TC, Lubahn DB, Korach KS. Estrogen resistance caused by a mutation in the estrogen-receptor gene in a man. N Engl J Med. 1994;331:1056–61.

93. Bernard V, Kherra S, Francou B, et al. Familial multiplicity of estrogen insensitivity associated with a loss-of-function ESR1 mutation. J Clin Endocrinol Metab. 2016;102:93–9.

94. Quaynor SD, Stradtman EW, Kim H-G, Shen Y, Chorich LP, Schreihofer DA, Layman LC. Delayed puberty and estrogen resistance in a woman with estrogen receptor α variant. N Engl J Med. 2013;369:164–71.

95. Simm PJ, Bajpai A, Russo VC, Werther GA. Estrogens and growth. Pediatr Endocrinol Rev. 2008;6:32–41.

96. Rodd C, Jourdain N, Alini M. Action of estradiol on epiphyseal growth plate chondrocytes. Calcif Tissue Int. 2004;75:214–24.

97. Nilsson O, Marino R, De Luca F, Phillip M, Baron J. Endocrine regulation of the growth plate. Horm Res. 2005;64:157–65.

98. Hewitt SC, Korach KS. Estrogen receptors: new directions in the new millennium. Endocr Rev. 2018;39:664–75.

99. Lang-Muritano M, Sproll P, Wyss S, Kolly A, Hürlimann R, Konrad D, Biason-Lauber A. Early-onset complete ovarian failure and lack of puberty in a woman with mutated estrogen receptor β (ESR2). J Clin Endocrinol Metab. 2018;103:3748–56.

100. Yang P, Liu X, Gao J, Qu S, Zhang M. Complete androgen insensitivity syndrome in a young woman with metabolic disorder and diabetes: a case report. Medicine (Baltimore). 2018;97:e11353.

101. Batista RL, Costa EMF, De Rodrigues AS, et al. Androgen insensitivity syndrome: a review. Archives of Endocrinology and Metabolism. 2018;62:227–35.

102. Mendoza N, Motos MA. Androgen insensitivity syndrome. Gynecol Endocrinol. 2013;29:1–5.

103. Mongan NP, Tadokoro-Cuccaro R, Bunch T, Hughes IA. Androgen insensitivity syndrome. Best Pract Res Clin Endocrinol Metab. 2015;29:569–80.

104. Hughes IA, Davies JD, Bunch TI, Pasterski V, Mastroyannopoulou K, MacDougall J. Androgen insensitivity syndrome. Lancet. 2012;380:1419–28.

105. Nazzaro G, Genovese G, Brena M, Passoni E, Tadini G. Aberrant breast tissue in complete androgen insensitivity syndrome. Clin Exp Dermatol. 2018;43:491–3.

106. Tadokoro-Cuccaro R, Hughes IA. Androgen insensitivity syndrome. Curr Opin Endocrinol Diabetes Obes. 2014;21:499.

107. T'Sjoen G, De Cuypere G, Monstrey S, Hoebeke P, Freedman FK, Appari M, Holterhus P-M, Van Borsel J, Cools M. Male gender identity in complete androgen insensitivity syndrome. Arch Sex Behav. 2011;40:635–8.

108. Souhail R, Amine S, Nadia A, Tarik K, Khalid EK, Abdellatif K, Ahmed IA. Complete andro-
gen insensitivity syndrome or testicular feminization: review of literature based on a case
report. Pan Afr Med J. 2016; https://doi.org/10.11604/pamj.2016.25.199.10758.

109. Quigley CA, de Bellis A, Marschke KB, El-Awady MK, Wilson EM, French FS. Androgen
receptor defects: historical, clinical, and molecular perspectives. Endocr Rev.
1995;16:271–321.

第 **7** 章

# 脂代谢紊乱与肥胖

**学习目标**

在本章结束时,您将能够重点学到以下的内容:

1.了解脂类疾病皮肤表现的病理生理学。

2.了解脂质代谢,以及各种酶缺陷如何解释导致血脂异常的各种原因的临床和生化表型。

3.认识肥胖单基因变异(先天性瘦素和 POMC 缺乏症)临床表现的病理生理学。

## 7.1 脂质代谢紊乱的体征

### 7.1.1 角膜环

**临床特征**

角膜环(CA)是一种脂质在角膜内的环向沉积,在角膜周围呈灰白色沉积,一般分布于角膜上缘和下缘。它最终有可能累及角膜的整个边缘[1]。

CA 被认为是衰老过程的典型标志,尽管有时候它意味着血脂异常的存在[2,3]。一项 3600 多名受试者的前瞻性研究,评估 CA 与心血管疾病(CVD)事件的关系。

作者在初步确认了 CA 对 CVD 事件的前瞻性评估的价值,调整基线传统风险因素后,CA 与临床上显著增加的 CVD 事件比值(OR)为 1.52(1.07~2.16),具有一定的相关性[4]。

**病理生理学**

· 与动脉粥样硬化不同,CA 不是由内皮功能障碍引起的,其中也没有泡沫细胞(充满脂质的巨噬细胞),这意味着存在另一种机制解释 CA 的特征性组织病理学的发现[5]。

· 角膜中脂质的流入和流出不匹配,存在过度脂质流入[5]。事实上,在角膜的 12 点钟位置往往有更高密度的脂质沉积，与角膜的其他位置相比，上角膜缘具有更密集的毛细血管[6]。

• CA 的其他可能而没有被证实的病因，包括免疫介导的与年龄相关的眼部退行性病变或炎症反应[7]。

### 7.1.2 黄瘤和黄斑瘤

**临床特征**

黄瘤一般位于皮肤、皮下组织和肌腱中脂质积聚的局部区域[8,9]，不同形态学的亚型可以显现斑块样、丘疹或结节性病变[8,10]。

结节性黄瘤(TX)的特征性分布在压力点(创伤部位)，如肘部和膝盖[9]。它们是坚硬的、黄红色丘疹结节性皮肤病变[11]，黄瘤大小从几毫米[12]到巨大的[13]。结节性黄瘤发生在家族性高胆固醇血症(2A 型高脂蛋白血症)[14,15]和家族性 β-脂蛋白血症(3 型高脂蛋白血症)患者中[16]。

丘疹性黄瘤(EX)一般出现在 1 型、4 型或 5 型高脂蛋白血症患者的皮肤上[16]。据报道，丘疹性黄瘤的发病率为 1.7/10 000[17]。丘疹性黄瘤也可以出现在糖尿病、甲状腺功能减退、酗酒、胆汁淤积和雌激素中[18]。

• 可出现黄橙色至红棕色丘疹，周围有红斑。丘疹性黄瘤通常位于四肢伸肌表面，但也可能发生在弯曲部位和躯干。

• EX 可以表现出 Koebner 现象(Koebner 现象最初是指银屑病患者无病变处皮肤在各种类型创伤部位产生银屑病的病变，现在多种皮肤病都发现有类似的现象)，即新病变沿着皮肤创伤或刺激向没有病变部位发展[19]。

手掌黄瘤(PX)表现为黄橙色斑点，一般出现在手掌皱褶处[20]。它们是 3 型高脂蛋白血症(家族性 β-脂蛋白血症)的病理学特征[16]，在罕见的情况下，也可能发生在家族性高胆固醇血症患者的身上[21]。手掌黄色瘤应与平面黄瘤区别开来，后者是白色斑块，且往往延伸到手掌皱褶的边缘[20]，手掌黄色瘤也被称为纹状体手掌黄色瘤[22]。

黄斑瘤是最常见一种皮肤黄瘤[23]，分布于上眼睑内眦[24,25]。病变是软的、黄色的斑块，除眶周区外，也可在其他部位观察到，如腋下、颈部和躯干[26]。在一项 12 000 多名受试者的大型前瞻性队列研究中[3]，研究人员控制一些心血管疾病的危险因素(如血浆胆固醇和甘油三酯升高)后，证明黄斑瘤与缺血性心脏病独立相关[3]。

**病理生理学**

与角膜环的潜在病理生理学不同[5]，黄瘤的形成原理与动脉粥样硬化斑块相似。皮肤血管中的脂质泄漏导致皮肤中的脂质沉积过多[27]。然后，皮肤脂质被巨噬细胞吞噬，并使巨噬细胞演变成泡沫细胞(富含脂质的巨噬细胞)，这是黄瘤形成的关键步骤。实际上，黄瘤代表皮肤和结缔组织中的存在有氧化低密度脂蛋白胆固醇颗粒[5,8,10,28]。

### 7.1.3 皮肤皱褶(Frank 征)

**临床特征**

Frank 征是一条耳垂对角的皱纹,累及耳垂的皮肤[29]。Sanders-Frank 博士在 1973 年的一封题为"冠状动脉疾病的听觉信号"的信中,首次报道了动脉粥样硬化疾病的这种皮肤病表现,这封信发表在《新医学杂志》(NEJM)上[30]。

它被认为随着年龄的增长而增加,并与一些心血管危险因素有关[5]。关于 Frank 征与动脉粥样硬化疾病的关系,文献中存在一些相互矛盾的证据[31,32]。然而,Frank 征与动脉粥样硬化疾病的相关关系,并不一定意味着直接的因果关系。

**病理生理学**

因血脂异常引起微血管病变而导致缺血,最终使耳垂皮肤弹性纤维断裂,这是 Frank 征皮肤皱褶的原因[31]。然而,这种皮肤皱褶多发生于耳垂的原因尚不清楚。

### 7.1.4 视网膜脂血症

**临床特征**

这是一种罕见的检眼镜检查发现患者血清甘油三酯明显升高[33]。视网膜后极和周边的血管呈现乳白色外观,可在检眼镜中看到[34-36]。一些患者的视力可能会下降,这在开始抗血脂治疗后会有所改善[33]。

**病理生理学**

视网膜血管的乳脂状外观是由于血液中有高含量的富含甘油三酯乳糜微粒,这些乳糜微粒反射了来自检眼镜的直射光[37]。

---

**病理生理学扩展**

**什么是脂蛋白?**

脂蛋白:由胆固醇酯和甘油三酯组成的复合物,有一个致密的脂质核心中,周围有游离胆固醇、载脂蛋白和磷脂。这种复杂的结构可以使不溶于水的胆固醇和甘油三酯通过循环系统转运到它们的靶组织[38,39]。脂蛋白的分类取决于其大小、脂质组成和特定的载脂蛋白亚型。有多种脂蛋白,包括低密度脂蛋白(LDL)、高密度脂蛋白(HDL)、极低密度脂蛋白(VLDL)、中密度脂蛋白(IDL)和乳糜微粒[40]。

载脂蛋白:这些存在于脂蛋白表面的复合蛋白可以提供脂蛋白结构完整性,调节脂蛋白相关的酶作用,并作为特定靶组织中各种脂蛋白的配体,在脂蛋白的生理学中发挥关键作用[41]。

### 🎯 病理生理学扩展

**脂蛋白代谢**（见图 7.1）

　　脂蛋白代谢可以将从膳食中来源的甘油三酯转运到肌肉和脂肪组织中进行能量代谢和储存，它还促进胆固醇在肝脏和周围组织之间的循环，胆固醇是类固醇激素合成、细胞膜代谢和胆汁酸形成的关键原料[42]。

　　**步骤 1**：胆盐将脂肪球乳化成更小的脂肪滴，其中含有甘油三酯和胆固醇酯。膳食中的甘油三酯通过胰脂肪酶在肠腔中水解为游离脂肪酸(FFA)和甘油单酯(MAG)。这一步骤可以使甘油三酯以水解产物 FFA 和 MAG 从小肠腔均匀地吸收进入循环系统。其具体过程是：首先将 FFA 和 MAG 包装成胶束，扩散到肠细胞的胞浆中[42,43]，进入肠细胞后，FFA 和 MAG 被重新合成甘油三酯，肠细胞中的甘油三酯、胆固醇酯、胆固醇和载脂蛋白 B-48(Apo B-48)等被包装成肠细胞中的乳糜微粒[44]，这就是外源性脂蛋白通路中第一个脂蛋白的形成[45]。

　　**步骤 2**：乳糜微粒从肠细胞排出到淋巴管中，之后回流到胸导管，最后进入体循环，并绕过了门静脉循环[43,46]。

　　一旦进入体循环，高密度脂蛋白将载脂蛋白 CⅡ(Apo-CⅡ)和载脂蛋白 E(Apo-E)转移到乳糜微粒。载脂蛋白 E 中的脂蛋白可以与各种组织(肝脏和肾上腺皮质)中存在的特定 LDL 受体或 LDL 样受体结合，另一方面，载脂蛋白 CⅡ在激活脂蛋白脂酶(存在于毛细血管内皮细胞上)中起关键作用[47]。

　　**步骤 3**：乳糜微粒到达脂肪组织和肌肉，毛细血管内皮层上的脂蛋白脂肪酶(由脂肪细胞和肌肉细胞产生)将甘油三酯再次水解成游离脂肪酸和甘油单酯。脂肪细胞和肌肉细胞吸收游离脂肪酸进行能量代谢[42]。这一步骤后形成的乳糜微粒残余物，将先前获得的脂蛋白脂酶活性所需的载脂蛋白 CⅡ释放回高密度脂蛋白[48]，这种外源性脂蛋白通路的作用促进了饮食中的脂肪从肠道转移到肌肉和脂肪组织，并用于能量的储存和代谢[49]。

　　**步骤 4**：乳糜微粒残余物，主要含有胆固醇和胆固醇酯，与肝脏 LDL 受体结合并运输到肝脏[50]。

　　**步骤 5**：一旦进入肝脏，甘油三酯、胆固醇酯和载脂蛋白 B100 被重新包装成极低密度脂蛋白。循环中的极低密度脂蛋白和乳糜微粒一样，从高密度脂蛋白中接受载脂蛋白 E 和载脂蛋白 CⅡ。极低密度脂蛋白被运输到脂肪组织和肌肉，在那里，脂蛋白脂肪酶同样促进甘油三酯水解成游离脂肪酸和甘油单酯。脂肪酸可以储存在脂肪组织中，也可以用于肌肉的能量代谢。极低密度脂蛋白(VLDL)的甘油三酯进入细胞后，形成中间密度脂蛋白(IDL)或极低密度脂蛋白(VLDL)的形成。同样，载脂蛋白 CⅡ在 IDL 形成后会被释放回 HDL[47,51]。

　　**步骤 6**：循环中的 IDL，其表面结合的载脂蛋白 E，可以结合各种组织细胞膜上的 LDL 或 LDL 样受体。如果 IDL 与肝脏 LDL 受体结合，在那里被肝脏吸收可用于进一步加工，其中载脂蛋白 B100 和胆固醇酯被重新包装成一种新的脂蛋白，称为低密度脂蛋白[47]。

步骤7:LDL 结合到性腺细胞膜的 LDL 样受体进行性腺中的类固醇激素合成[52],结合肾上腺皮质细胞膜进行肾上腺类固醇激素合成[53,54]。低密度脂蛋白也可以结合到肌肉和脂肪组织中的低密度脂蛋白受体,在那里它可以被进一步处理。最终,低密度脂蛋白回到肝脏,形成内源性脂蛋白通路,其主要目的是将胆固醇和甘油三脂从肝脏转移到外周组织[55]( 见图 7.1)。

## ☀ 病理生理学扩展

### 胆固醇逆向转运通路

高密度脂蛋白负责将胆固醇和甘油三酯从外周组织转移回肝脏[56],最后进入肠道进行排泄[57]( 图 7.2)。

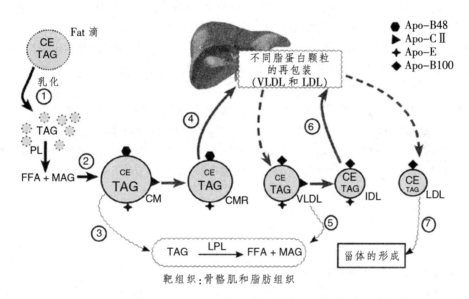

**图 7.1** 外源性和内源性脂蛋白代谢通路。胆汁将脂肪球乳化成微小的脂肪滴(步骤 1)[42-44]有助于甘油三酯(TAG)在肠腔内通过胰脂肪酶(PL)水解成游离脂肪酸(FFA)和甘油单酯(MAG)。乳糜微粒(CM)由重新包装的 TAG、胆固醇酯(CE)和各种凋亡蛋白(步骤 2)[43,46,47]形成,并被输送到 TAG 被脂蛋白脂酶(LPL)水解的靶组织(步骤 3)[42,48,49]。乳糜微粒残留物(CMR)被运送到肝脏进行进一步处理(步骤 4)[50]。从肝脏释放的极低密度脂蛋白(VLDL)被用于脂肪组织和骨骼肌,其中储存的 TAG 被释放供 LPL 水解(步骤 5)[47,51]。在靶组织中 VLDL 处理后形成的 IDL 被指定用于肝脏(步骤 6)[47]。LDL 是一种富含胆固醇酯(CE)的脂蛋白,在各种组织的类固醇生成中起着关键作用,在动脉粥样硬化形成中起着核心作用(步骤 7)[53-55]。(Redrawn and modified from Ramasamy.[42])

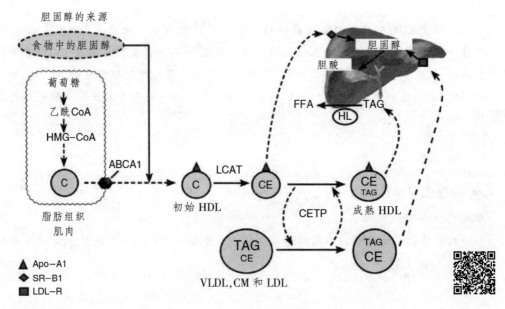

**图7.2**  胆固醇逆向转运通路示意图。来自肝外组织(肌肉和脂肪组织)的游离胆固醇转移到载脂蛋白 A-1,以形成新生的高密度脂蛋白颗粒;这一过程由存在于肝外组织(肌肉、脂肪组织和肠)细胞膜上的 ATP 结合盒转运体 A1(ABCA1)促进。胆固醇(C)然后通过卵磷脂胆固醇酰基转移酶(LCAT)转化为胆固醇酯,这对成熟 HDL 的形成至关重要[47]。胆固醇酯转移蛋白(CETP)是胆固醇酯和甘油三酯在其他循环脂蛋白(乳糜、极低密度脂蛋白、低密度脂蛋白)和高密度脂蛋白之间转移所必需的。CETP 将 CE 从高密度脂蛋白转移到其他脂蛋白,并将这些脂蛋白的 TAG 带回成熟的高密度脂蛋白颗粒。因此,高密度脂蛋白(HDL)富含 TAG,而减少了 CE[58]。高密度脂蛋白与肝脏清道夫 SR-B1 受体结合,释放胆固醇酯而不被肝脏吸收。然后它以较小的高密度脂蛋白颗粒的形式回到血液循环中,重复胆固醇和甘油三酯的获取过程[59,60]。高密度脂蛋白也可能被肝脂肪酶(HL)水解成游离脂肪酸,将其转化成更小的高密度脂蛋白颗粒,然后在获取胆固醇的过程中循环使用。高密度脂蛋白还可以结合肝脏低密度脂蛋白受体[61],这一过程有助于胆固醇释放到肝脏合成胆汁酸[62]。(Redrawn and modified from Ramasamy.[42])

---

### 临床查房时可能出现的问题

**各种类型的血脂异常的病理生理学是什么?**

#### 1 型高脂蛋白血症

脂蛋白脂酶(LPL)[63]或载脂蛋白 C II(Apo-C II)的缺乏已被报道[45]。这些缺陷导致富含甘油三酯的乳糜微粒水平升高。临床特征包括复发性胰腺炎、视网膜血管的乳脂状外观、结节性发疹性黄瘤和肝脾大[64]。

读者可以参考图 7.1 中脂蛋白合成通路的步骤 3。注意载脂蛋白 C II 和脂蛋白脂肪酶在富含甘油三酯的乳糜微粒水解中的重要性。

### 2A 型高脂蛋白血症(家族性高胆固醇血症)

低密度脂蛋白受体(LDL-R)和载脂蛋白 B(ApoB)突变基因已经被报道[65],LDL-R 突变占85%~90%的病例[66]。前蛋白转化酶-9(PCSK9)是一种参与 LDL-R 循环的酶复合物,其激活突变减少了 LDL-R 的寿命,是 2A 型高脂蛋白血症的一小部分病例的病因[66]。

总胆固醇和低密度脂蛋白水平升高。高密度脂蛋白和甘油三酯是正常的[66]。

临床特征包括角膜环、黄斑瘤或结节性黄瘤[66]。

### 2B 型高脂蛋白血症(家族性合并高脂蛋白血症)

它是普通人群中导致血脂异常的最常见的遗传原因。2B 型高脂蛋白血症病因尚待阐明[67]。然而,它会导致超低密度脂蛋白(富含甘油三酯的脂蛋白)[68]和低密度脂蛋白产生过量[69,70]。

这种临床表型符合典型的"致动脉粥样硬化脂质三联症",即血清中高富含甘油三酯的低密度脂蛋白(VLDL)、高载脂蛋白 B 和高密度脂蛋白(HDL)[68]。有文献提示血脂异常的体征在家族性合并高脂蛋白血症中并不常见[71]。值得注意的是,一般人群中常见血脂异常类型很少有我们在本章前面讨论过的体征。

### 3 型高脂蛋白血症

VLDL 残余物(IDL)和乳糜微粒升高,可导致这些患者的总胆固醇和甘油三酯水平升高[72]。肝脏对乳糜微粒和极低密度脂蛋白的处理存在缺陷,导致极低密度脂蛋白和乳糜微粒的循环半衰期延长。因此,由于循环中后两种脂蛋白的高水平,胆固醇酯转运蛋白(CETP)可以将更多的胆固醇酯从高密度脂蛋白转移到乳糜微粒(CM)和 VLDL。这些异常脂蛋白的浓度升高导致血液胆固醇-甘油三酯比值升高[72]。

### 4 型高脂蛋白血症(单纯高甘油三酯血症)

单纯的高甘油三酯血症表现为 VLDL 的孤立性升高。与家族性高胆固醇血症的单基因遗传模式不同,4 型高脂蛋白血症的病因主要是多基因变异[71]。主要是极低密度脂蛋白衍生的血浆甘油三酯水平升高[71],并伴随着高密度脂蛋白胆固醇的降低[73]。

临床特征包括丘疹性黄瘤、视网膜血管的乳脂状外观和肝脾大[71]。4 型高脂蛋白血症很少引起急性肌炎,除非在特定的代谢应激期间。4 型高脂蛋白血症的表型有时候也可以改变为 5 型高脂蛋白血症型的表型,同时伴有 VLDL 和乳糜微粒的增加[71]。

这种形式的高脂蛋白血症有时也被称为糖尿病性血脂异常,因为其经常发生在 2 型糖尿病(T2DM)患者身上,被认为是代谢(胰岛素抵抗)综合征的一部分[73]。它还与心血管疾病[74]和非酒精性脂肪肝[75]相关。

### 5 型高脂蛋白血症

其病因是多因素的,既有导致甘油三酯代谢改变的基因突变,也有一些后天因素,如乙醇、糖尿病、类固醇、雌激素和药物,在 5 型高脂蛋白血症中起着促进作用。5 型高脂蛋白血症以极低密度脂蛋白和乳糜微粒升高为特征,导致甘油三酯和总胆固醇升高[76]。

其临床特征与 1 型高脂蛋白血症相似[71],而与家族性高血脂蛋白血症不同,5 型高脂蛋白血症患者有较强的患有心血管疾病的风险[77-79]。

有证据表明,虽然大的乳糜微粒不能穿透血管系统,但极低密度脂蛋白和较小的乳糜微粒残余物可以破坏血管内皮的完整性。这可以引发炎症级联反应,最终导致严重的动脉粥样硬化[80]。记住 5 型高脂蛋白血症的血脂异常特征的一个有用的记忆方法是 1+4=5,即它同时具有 1 型和 4 型高脂蛋白血症的特征。

### Tangier 病

Tangier 病是以 Chesapeake 湾(美国东海岸中部,是大西洋由南向北伸入美洲大陆的海湾)的岛屿命名的,最初报道的病例来自该岛[81]。它是由 ATP 结合盒转运体 A1(ABCA1)的基因突变引起的。该基因编码关键的调节性膜转运体 ABCA1。ABCA1 介导游离胆固醇从肝外组织转移到载脂蛋白 A-1,形成新生的高密度脂蛋白颗粒[82]。

它是一种严重的"低脂血症",影响高密度脂蛋白代谢。患者的血清高密度脂蛋白(HDL)和总胆固醇都很低,甘油三酯正常也可以很高[82]。临床特征包括扁桃体有黄橙色变色、扁桃体增大、肝脾大和周围神经病变[81]。

ABCA1 介导的外周胆固醇动员缺陷使脂质在各种组织中积聚,包括脾脏、神经、皮肤和淋巴组织。同时脂质在神经元中的累积,也可以使其失活并最终脱髓鞘。

### 家族性卵磷脂胆固醇酰基转移酶(LCAT)缺陷症

卵磷脂胆固醇酰基转移酶是一种调节酶,可以将外周循环中的游离胆固醇酯化为新生高密度脂蛋白颗粒中的胆固醇酯[83]。这是一种罕见的情况,迄今为止已有约 100 例的病例报道[84]。

家族性 LCAT 缺陷症是由于 LCAT 基因突变,导致游离胆固醇转化为胆固醇酯的减少。因此,LCAT 缺乏症患者的游离胆固醇与酯化胆固醇比值较高[85,86]。

部分 LCAT 缺陷症的受试者典型表现为广泛的角膜混浊,通常被称为鱼眼病(FED)。完全性 LCAT 缺陷症具有角膜混浊(FED)、贫血和肾功能不全等 3 种临床特征[87]。

高脂蛋白血症的各种临床表型的总结基于 Donald S.Fredrickson 博士的分类,该分类于 1965 年首次发表在《循环》杂志上[88]。分类系统对脂蛋白代谢缺陷的描述比较简单,但却是对各种形式的高脂蛋白血症的临床评估的基础(表 7.1)。

### 为什么高甘油三酯血症患者会发展成急性胰腺炎?[89]

1.胰脂肪酶将胰腺毛细血管中升高的甘油三酯水解为 FFA 和 MAG。游离脂肪酸(FFA)与血清钙结合,对毛细血管造成直接损害。这引发了一系列的炎症反应,导致多种微血栓的形成,这些微血栓阻塞毛细血管出现缺血再灌注[90]。

2.高水平的循环血清乳糜微粒导致胰腺毛细血管广泛瘀血,使胰腺缺血和出现代谢性酸中毒[90]。

3.此外,游离脂肪酸(FFA)可以激活胰蛋白酶原,这是引发胰腺炎的关键步骤[90]。

表 7.1 高脂蛋白血症的 Fredrickson 分类

| 类型 | 原发性高脂血症分类 | 主要脂蛋白变化 |
|---|---|---|
| 1 | 家族性高乳糜微粒血症 | 乳糜微粒[64] |
| 2A | 家族性高胆固醇血症 | LDL[66] |
| 2B | 家族性混合性高胆固醇血症 | LDL, VLDL[69] |
| 3 | 家族性异常 β 脂蛋白血症 | IDL[70,72] |
| 4 | 单纯性高甘油三酯血症 | VLDL[71] |
| 5 | 家族性高甘油三酯血症 | 乳糜微粒, VLDL[76] |

Adapted from references[64,66,69–72,76].

# 7.2 先天性瘦素缺乏症

## 7.2.1 肥胖

### 临床特征

先天性瘦素缺乏症与显著的早发性肥胖症相关[91]。患者表现出一定程度的贪食行为,因此在很小的时候就出现极度肥胖[92]。

### 病理生理学

1.在先天性瘦素缺乏症患者中,可以观察到其肥胖症是由于摄入过多的热量造成脂肪堆积所致[93]。瘦素是一种由白色脂肪组织分泌的激素,通过中枢性厌食途径而引起饱腹感[91]。瘦素与存在于下丘脑弓状核内的前阿片黑皮素原(POMC)神经元上的瘦素受体结合,并引起饱腹感[94]。因此,先天性瘦素缺乏症会导致食欲过强(缺乏饱腹感),并促进体重过度增加[91]。

2.瘦素还通过增强棕色脂肪组织中的交感神经活动来增加能量的消耗,这一过程导致产热增加。当瘦素缺乏时,能量消耗减少而出现肥胖[95]。

 **临床查房时可能出现的问题**

**先天性瘦素缺乏症的遗传基础是什么?**

大多数先天性瘦素缺乏症患者是在近亲结婚中出现[96],瘦素受体基因突变是其主要的病因。由于缺陷蛋白被转录和翻译,使其受体功能缺陷,而出现瘦素抵抗(缺乏症)[92]。

**瘦素还有哪些内分泌的调节功能？**

1.下丘脑-垂体-甲状腺轴：瘦素调节促甲状腺激素(TSH)的释放[97]。中枢性甲状腺功能减退是由于瘦素介导的信号缺陷在下丘脑-垂体-甲状腺轴。瘦素替代疗法可以改善甲状腺功能减退[98]。

2.下丘脑-垂体-性腺轴：瘦素调节促性腺激素释放激素(GnRH)的释放[95]。先天性瘦素缺乏症患者由于 GnRH 释放缺陷导致性腺功能减退[97]。

## 7.3 前阿片黑皮素原缺乏症

### 7.3.1 肥胖、肾上腺皮质功能不全和红色头发

**临床特征**

在第一例 POMC 缺乏症中，早发性肥胖被报道为临床表现。最近发现除肥胖外，其他临床特征包括体毛的红色色素沉着和继发性肾上腺皮质功能不全[99]，已经发表了多个 POMC 缺乏症的病例报道[100-103]。

**病理生理学**

POMC 缺乏症患者是由于 POMC 基因发生突变，POMC 是促肾上腺皮质激素、α-MSH 和其他垂体前叶肽激素的前体[104]。

1.由于缺乏 POMC，下丘脑瘦素-黑素皮质素厌食通路中的信号因子出现缺陷而导致贪食[105]。

2.黑素细胞刺激素的缺乏是导致这种疾病患者皮肤发育不良和头发发红的原因[105]。α-MSH 通过与皮肤黑素细胞上存在的黑素皮质素 1 型受体(MC1-R)结合来介导皮肤色素沉着[106]。

3.缺乏促肾上腺皮质激素导致继发性肾上腺功能不全[105]。在生理条件下，ACTH 与肾上腺皮质的黑素皮质素 2 型受体结合，以促进糖皮质激素的合成[107]。

---

**☀ 病理生理学扩展**

**POMC 与饱腹感(厌食通路)**

● POMC 加工发生在下丘脑、垂体和大脑其他部位的弓状核。POMC 被转录成一个大的多肽，通过前激素转化酶 1 酶进行蛋白质水解，形成 ACTH 和 β-脂蛋白。β-脂蛋白随后通过激素转化酶 2 分别转化为 α-MSH 和 β-内啡肽[108]。见图 3.2。

● POMC 随后与下丘脑的黑素皮质素-4 受体结合，以刺激饱腹感(厌食通路)[109]。

**临床查房时可能出现的问题**

**颅咽管瘤是如何导致下丘脑肥胖的?**

　　颅咽管瘤是良性肿瘤,通常位于鞍区或鞍旁区。下丘脑病变的治疗方案包括手术切除和放射治疗[110]。

　　由于肿瘤的位置或手术治疗,患者总是会出现贪食和肥胖。下丘脑的破坏,有可能破坏 POMC 信号厌食途径,这部分解释了这些患者贪食症的发作[111,112]。

**POMC 缺乏症患者的其他临床特征是什么? (表 7.2)**

表 7.2　POMC 缺乏症的临床特点及其机制探讨

| 临床特点 | 机制 |
| --- | --- |
| 色素减退皮肤 | MSH 介导的黑素细胞活化缺陷[102] |
| 低促性腺激素性腺功能减退 | POMC 介导 GnRH 释放信号的缺陷 |
| 中枢性甲状腺功能减退症 | POMC 介导 TRH 释放信号的缺陷 |
| 低钠血症 | 中枢性低皮质醇血症时 ADH 分泌增加。CRH 升高是抗利尿激素的促分泌剂[102] |

CRH,促肾上腺皮质激素释放激素。

# 7.4 脂肪营养不良综合征

## 7.4.1 脂肪组织萎缩

### 临床特征

　　脂肪组织萎缩的分布在脂肪营养不良综合征患者中是不定的,取决于其病因的不同[113,114](表 7.3)。

### 病理生理学

　　1.参与甘油三酯和磷脂代谢的几种酶受损(先天性全身性脂肪营养不良),这些复杂的酶缺陷损害脂肪组织中磷脂的合成和脂肪细胞的分化。

　　2.自身免疫介导的脂膜炎(皮下组织炎症)。

　　3.蛋白酶抑制剂损害脂肪组织合成的各种因素。

　　4.核苷逆转录酶抑制剂会引起线粒体毒性,导致线粒体萎缩[116]。

表7.3　脂肪营养不良综合征的类型

| 脂肪营养不良的类型 | 脂肪萎缩的分布 |
| --- | --- |
| 家族性部分性脂肪营养不良<br>（Dunnigan 变异） | 四肢和躯干皮下组织脂肪的损失。锁骨上区脂肪沉积增加[115] |
| 获得性脂肪营养不良 | 皮下组织脂肪的广泛进行性丢失 |
| 获得性部分性脂肪营养不良<br>（APL综合征） | 选择性地丢失累及躯干、上肢和头部的皮下组织脂肪[117,118] |
| 局限性脂肪营养不良 | 药物引起的皮下组织丢失。它往往涉及注射部位,例如胰岛素介导的<br>脂肪营养不良[119] |

Adapted from references[115-119].

## 7.4.2 肝大

### 临床特征

肝大的发病率从获得性部分脂肪营养不良的29%到先天性全身性脂肪营养不良的84%[117]。

### 病理生理学

脂肪营养不良肝大的病因非常复杂。根据脂肪营养不良综合征的类型,有代谢、遗传和病毒的原因。

1.自身免疫性肝炎。

2.病毒诱导的脂肪组织线粒体功能障碍。

3.脂肪营养不良综合征患者的胰岛素抵抗和高甘油三酯血症导致非酒精性脂肪肝[117]。

脂肪营养不良综合征患者可能表现为黑棘皮病、男性化、黄瘤或四肢浅静脉血管曲张（表7.4）。

表7.4　脂肪营养不良综合征临床表现的机制

| 临床特点 | 机制 |
| --- | --- |
| 黑棘皮病 | 胰岛素抵抗 |
| 男性化 | 高胰岛素血症引起的高雄激素血症[119] |
| 黄瘤 | 高甘油三酯血症的诱导 |
| 四肢浅表静脉血管曲张 | 皮下组织脂肪的流失,使浅表血管更加明显[120] |

Adapted from Hsu[118] Tsoukas[119] and Handelsman[120].

**临床扩展**

**免疫检查点抑制剂引起的获得性脂肪营养不良综合征**

一些恶性肿瘤的免疫治疗与免疫相关的不良反应有关[121]，例如免疫检查点抑制剂（一种新型的肿瘤治疗方法）可以引起的获得性脂肪营养不良综合征。

迄今为止，有一例使用 Nivolumab（抗程序性细胞死亡蛋白 1 单克隆抗体）治疗后出现获得性部分脂肪营养不良综合征的病例报道。该患者有严重的胰岛素抵抗，并经历了沿骶尾部方向进行性脂肪组织丢失，这是获得性部分性脂肪营养不良的病理性特征[122]。

获得性部分性脂肪营养不良发生在开始使用 Nivolumab 后的 8 周内，可以发现其面部、四肢和臀部的皮下组织脂肪明显减少[122]。

**临床查房时可能出现的问题**

**脂肪营养不良综合征患者胰岛素抵抗的机制是什么？**

1.脂肪组织的丢失减少了游离脂肪酸（FFA）的储存部位。过量的游离脂肪酸储存在肝脏和肌肉中。这种脂毒性状态会损害肝脏和肌肉组织中的胰岛素作用[119]。

2.脂联素是一种重要的脂肪细胞因子，可减少肝脏中葡萄糖的生成，增加肌肉中脂肪酸的氧化。脂肪组织的萎缩降低了这种脂肪细胞因子的水平，最终导致糖毒性和循环中过量的游离脂肪酸。这两种因素都导致高胰岛素血症[119]。

3.瘦素是另一种脂肪细胞因子，在脂肪组织萎缩时较低。瘦素通过中枢厌食途径诱导饱腹感——瘦素的减少导致体重增加，从而进一步加剧胰岛素抵抗[119]。

**哪些临床特征应提示筛查脂肪营养不良综合征？**

皮下脂肪损失的典型分布有或无以下特征：

1.胰岛素抵抗（每天超过 200 国际单位的 U-100 胰岛素）[120]。

2.甘油三酯≥500mg/dL[120]。

# 参考文献

1. Moosavi M, Sareshtedar A, Zarei-Ghanavati S, Zarei-Ghanavati M, Ramezanfar N. Risk factors for senile corneal arcus in patients with acute myocardial infarction. J Ophthalmic Vis Res. 2010;5:228–31.
2. Raj KM, Reddy PAS, Kumar VC. Significance of corneal arcus. J Pharm Bioallied Sci. 2015;7:S14–5.
3. Christoffersen M, Frikke-Schmidt R, Schnohr P, Jensen GB, Nordestgaard BG, Tybjærg-Hansen A. Xanthelasmata, arcus corneae, and ischaemic vascular disease and death in general population: prospective cohort study. BMJ. 2011;343:d5497.
4. Wong MYZ, Man REK, Gupta P, Lim SH, Lim B, Tham Y-C, Sabanayagam C, Wong TY, Cheng C-Y, Lamoureux EL. Is corneal arcus independently associated with incident cardiovascular disease in Asians? Am J Ophthalmol. 2017;183:99–106.

5. Christoffersen M, Tybjærg-Hansen A. Visible aging signs as risk markers for ischemic heart disease: epidemiology, pathogenesis and clinical implications. Ageing Res Rev. 2016;25:24–41.

6. Phillips CI, Tsukahara S, Gore SM. Corneal arcus: some morphology and applied pathophysiology. Jpn J Ophthalmol. 1990;34:442–9.

7. Melles G, de Sera JP, Eggink C, Cruysberg J, Binder P. Bilateral, anterior stromal ring opacity of the cornea. Br J Ophthalmol. 1998;82:522–5.

8. Zaremba J, Zaczkiewicz A, Placek W. Eruptive xanthomas. Postepy Dermatol Alergol. 2013;30:399–402.

9. Zhao C, Kong M, Cao L, Zhang Q, Fang Y, Ruan W, Dou X, Gu X, Bi Q. Multiple large xanthomas: a case report. Oncol Lett. 2016;12:4327–32.

10. Szalat R, Arnulf B, Karlin L, et al. Pathogenesis and treatment of xanthomatosis associated with monoclonal gammopathy. Blood. 2011;118:3777–84.

11. Babu R, Venkataram A, Santhosh S, Shivaswamy S. Giant tuberous xanthomas in a case of type IIA hypercholesterolemia. J Cutan Aesthet Surg. 2012;5:204–6.

12. Mastrolorenzo A, D'Errico A, Pierotti P, Vannucchi M, Giannini S, Fossi F. Pleomorphic cutaneous xanthomas disclosing homozygous familial hypercholesterolemia. World J Dermatol. 2017;6:59–65.

13. Vora RV, Kota RS, Surti NK, Singhal RR. Extensive Giant tuberous xanthomas in a 12-year-old boy. Indian Dermatol Online J. 2017;8:145–6.

14. Poonia A, Giridhara P. Xanthomas in familial hypercholesterolemia. N Engl J Med. 2017;377:e7.

15. Riche DM, East HE. Xanthomas associated with homozygous familial hypercholesterolemia. Pharmacotherapy. 2009;29:1496.

16. Sharma D, Thirkannad S. Palmar xanthoma-an indicator of a more sinister problem. Hand (N Y). 2010;5:210–2.

17. Roga G, Jithendriya M. Eruptive xanthoma: warning sign of systemic disease. Cleve Clin J Med. 2016;83:715–6.

18. Raal FJ, Santos RD. Homozygous familial hypercholesterolemia: current perspectives on diagnosis and treatment. Atherosclerosis. 2012;223:262–8.

19. Naik NS. Eruptive xanthomas. Dermatol Online J. 2001;7:11.

20. Rothschild M, Duhon G, Riaz R, Jetty V, Goldenberg N, Glueck CJ, Wang P. Pathognomonic palmar crease xanthomas of Apolipoprotein E2 homozygosity-familial Dysbetalipoproteinemia. JAMA Dermatol. 2016;152:1275–6.

21. Daroach M, Mahajan R Palmar crease xanthomas in familial hypercholesterolemia. Int J Dermatol. 58:491–2.

22. Shenoy C, Shenoy MM, Rao GK. Dyslipidemia in Dermatological Disorders. N Am J Med Sci. 2015;7:421–8.

23. Jónsson A, Sigfússon N. Letter: significance of xanthelasma palpebrarum in the normal population. Lancet. 1976;1:372.

24. Nguyen AH, Vaudreuil AM, Huerter CJ. Systematic review of laser therapy in xanthelasma palpebrarum. Int J Dermatol. 2017;56:e47–55.

25. Nair PA, Singhal R. Xanthelasma palpebrarum – a brief review. Clin Cosmet Investig Dermatol. 2017;11:1–5.

26. Laftah Z, Al-Niaimi F. Xanthelasma: an update on treatment modalities. J Cutan Aesthet Surg. 2018;11:1–6.

27. Manchanda Y, Sharma VK. Intertriginous xanthomas: a marker of homozygous type IIa hyperlipoproteinemia. Int J Dermatol. 2004;43:676–7.

28. Mete O, Kurklu E, Bilgic B, Beka H, Unur M. Flat type verruciform xanthoma of the tongue and its differential diagnosis. Dermatol Online J. 2009;15:5.

29. Griffing G. Frank's Sign. N Engl J Med. 2014;370:e15.

30. Aural Sign of Coronary-Artery Disease. New England Journal of Medicine. 1973;289:327–8.

31. Aizawa T, Shiomi H, Kitano K, Kimura T. Frank's sign: diagonal earlobe crease. Eur Heart J. 2018;39:3653.

32. Nazzal S, Hijazi B, Khalila L, Blum A. Diagonal earlobe crease (Frank's sign): a predictor of cerebral vascular events. Am J Med. 2017;130:1324.e1–5.

33. Rymarz E, Matysik-WoŸniak A, Baltaziak L, Prystupa A, Sak J, Grzybowski A. Lipemia retinalis – an unusual cause of visual acuity deterioration. Med Sci Monit. 2012;18:CS72–5.

34. Park Y-H, Lee Y-C. Lipemia Retinalis associated with secondary hyperlipidemia. N Engl J Med. 2007;357:e11.

35. Horton M, Thompson K. Lipemia retinalis preceding acute pancreatitis. Optometry- Journal

of the American Optometric Association. 2011;82:475–80.

36. Hinkle JW, Relhan N, Flynn HW Jr. Lipemia Retinalis, macular edema, and vision loss in a diabetic patient with a history of type IV hypertriglyceridemia and pancreatitis. Case Rep Ophthalmol. 2018;9:425–30.

37. Zahavi A, Snir M, Kella YR. Lipemia retinalis: case report and review of the literature. Journal of American Association for Pediatric Ophthalmology and Strabismus. 2013;17:110–1.

38. Ginsberg HN. Lipoprotein physiology and its relationship to atherogenesis. Endocrinol Metab Clin N Am. 1990;19:211–28.

39. Pullinger CR, Kane JP. Lipid and lipoprotein metabolism. Reviews in Cell Biology and Molecular Medicine. 2006; https://doi.org/10.1002/3527600906.mcb.200400101.

40. Ginsberg HN. Lipoprotein physiology. Endocrinol Metab Clin N Am. 1998;27:503–19.

41. Alaupovic P. The concept of apolipoprotein-defined lipoprotein families and its clinical significance. Curr Atheroscler Rep. 2003;5:459–67.

42. Ramasamy I. Recent advances in physiological lipoprotein metabolism. Clin Chem Lab Med. 2014;52:1695–727.

43. Hussain MM. Intestinal lipid absorption and lipoprotein formation. Curr Opin Lipidol. 2014;25:200–6.

44. Iqbal J, Hussain MM. Intestinal lipid absorption. Am J Physiol Endocrinol Metab. 2009;296:E1183–94.

45. Wolska A, Dunbar RL, Freeman LA, Ueda M, Amar MJ, Sviridov DO, Remaley AT. Apolipoprotein C-II: new findings related to genetics, biochemistry, and role in triglyceride metabolism. Atherosclerosis. 2017;267:49–60.

46. Kindel T, Lee DM, Tso P. The mechanism of the formation and secretion of chylomicrons. Atheroscler Suppl. 2010;11:11–6.

47. Cohen DE, Fisher EA. Lipoprotein metabolism, dyslipidemia and nonalcoholic fatty liver disease. Semin Liver Dis. 2013;33:380–8.

48. Cooper AD. Hepatic uptake of chylomicron remnants. J Lipid Res. 1997;38:2173–92.

49. Daniels TF, Killinger KM, Michal JJ, Wright RW Jr, Jiang Z. Lipoproteins, cholesterol homeostasis and cardiac health. Int J Biol Sci. 2009;5:474–88.

50. Willnow TE. Mechanisms of hepatic chylomicron remnant clearance. Diabet Med. 1997;14(Suppl 3):S75–80.

51. Beisiegel U. Lipoprotein metabolism. Eur Heart J. 1998;19(Suppl A):A20–3.

52. Hu J, Zhang Z, Shen W-J, Azhar S. Cellular cholesterol delivery, intracellular processing and utilization for biosynthesis of steroid hormones. Nutr Metab (Lond). 2010;7:47.

53. Miller WL, Bose HS. Early steps in steroidogenesis: intracellular cholesterol trafficking. J Lipid Res. 2011;52:2111–35.

54. Bochem AE, Holleboom AG, Romijn JA, Hoekstra M, Dallinga-Thie GM, Motazacker MM, Hovingh GK, Kuivenhoven JA, Stroes ESG. High density lipoprotein as a source of cholesterol for adrenal steroidogenesis: a study in individuals with low plasma HDL-C. J Lipid Res. 2013;54:1698–704.

55. Geldenhuys WJ, Lin L, Darvesh AS, Sadana P. Emerging strategies of targeting lipoprotein lipase for metabolic and cardiovascular diseases. Drug Discov Today. 2017;22:352–65.

56. Tall AR. An overview of reverse cholesterol transport. Eur Heart J. 1998;19(Suppl a):A31–5.

57. Lin X, Racette SB, Ma L, Wallendorf M, Ostlund RE. Ezetimibe increases endogenous cholesterol excretion in humans. Arterioscler Thromb Vasc Biol. 2017;37:990–6.

58. Tall AR. Functions of cholesterol ester transfer protein and relationship to coronary artery disease risk. J Clin Lipidol. 2010;4:389–93.

59. Zhou L, Li C, Gao L, Wang A. High-density lipoprotein synthesis and metabolism (review). Mol Med Rep. 2015;12:4015–21.

60. Afonso MS, Machado RM, Lavrador MS, Quintao ECR, Moore KJ, Lottenberg AM. Molecular pathways underlying cholesterol homeostasis. Nutrients. 2018;10:760.

61. Trajkovska KT, Topuzovska S. High-density lipoprotein metabolism and reverse cholesterol transport: strategies for raising HDL cholesterol. Anatol J Cardiol. 2017;18:149–54.

62. Staels B, Fonseca VA. Bile acids and metabolic regulation. Diabetes Care. 2009;32:S237–45.

63. Pingitore P, Lepore SM, Pirazzi C, et al. Identification and characterization of two novel mutations in the LPL gene causing type I hyperlipoproteinemia. J Clin Lipidol. 2016;10:816–23.

64. Patni N, Quittner C, Garg A. Orlistat therapy for children with type 1 Hyperlipoproteinemia: a randomized clinical trial. J Clin Endocrinol Metab. 2018;103:2403–7.

65. Saint-Jore B, Varret M, Dachet C, et al. Autosomal dominant type IIa hypercholesterolemia:

evaluation of the respective contributions of LDLR and APOB gene defects as well as a third major group of defects. Eur J Hum Genet. 2000;8:621–30.

66. Pejic RN. Familial hypercholesterolemia. Ochsner J. 2014;14:669–72.

67. Ellis KL, Pang J, Chan DC, Hooper AJ, Bell DA, Burnett JR, Watts GF. Familial combined hyperlipidemia and hyperlipoprotein(a) as phenotypic mimics of familial hypercholesterolemia: Frequencies, associations and predictions. J Clin Lipidol. 2016;10:1329–1337.e3.

68. Arai H, Ishibashi S, Bujo H, et al. Management of type IIb dyslipidemia. J Atheroscler Thromb. 2012;19:105–14.

69. Joerger M, Riesen WF,. Thürlimann B. Bevacizumab-associated hyperlipoproteinemia type IIb in a patient with advanced invasive-ductal breast cancer. J Oncol Pharm Pract. 2011;17:292–4.

70. Hegele RA, Ban MR, Hsueh N, Kennedy BA, Cao H, Zou GY, Anand S, Yusuf S, Huff MW, Wang J. A polygenic basis for four classical Fredrickson hyperlipoproteinemia phenotypes that are characterized by hypertriglyceridemia. Hum Mol Genet. 2009;18:4189–94.

71. Brahm A, Hegele RA. Hypertriglyceridemia. Nutrients. 2013;5:981–1001.

72. Sniderman AD, de Graaf J, Thanassoulis G, Tremblay AJ, Martin SS, Couture P. The spectrum of type III hyperlipoproteinemia. J Clin Lipidol. 2018;12:1383–9.

73. Schofield JD, Liu Y, Rao-Balakrishna P, Malik RA, Soran H. Diabetes Dyslipidemia. Diabetes Ther. 2016;7:203–19.

74. Rodriguez V, Newman JD, Schwartzbard AZ. Towards more specific treatment for diabetic dyslipidemia. Curr Opin Lipidol. 2018;29:307–12.

75. Amor AJ, Perea V. Dyslipidemia in nonalcoholic fatty liver disease. Curr Opin Endocrinol Diabetes Obes. 2019;26:103.

76. Gotoda T, Shirai K, Ohta T, et al. Diagnosis and management of type I and type V hyperlipoproteinemia. J Atheroscler Thromb. 2012;19:1–12.

77. Sniderman AD, Couture P, Martin SS, DeGraaf J, Lawler PR, Cromwell WC, Wilkins JT, Thanassoulis G. Hypertriglyceridemia and cardiovascular risk: a cautionary note about metabolic confounding. J Lipid Res. 2018;59:1266–75.

78. Tenenbaum A, Klempfner R, Fisman EZ. Hypertriglyceridemia: a too long unfairly neglected major cardiovascular risk factor. Cardiovasc Diabetol. 2014;13:159.

79. Paquette M, Bernard S, Hegele RA, Baass A. Chylomicronemia: differences between familial chylomicronemia syndrome and multifactorial chylomicronemia. Atherosclerosis. 2019;283:137–42.

80. Han SH, Nicholls SJ, Sakuma I, Zhao D, Koh KK. Hypertriglyceridemia and cardiovascular diseases: revisited. Korean Circ J. 2016;46:135–44.

81. Rader DJ, de Goma EM. Approach to the patient with extremely low HDL-cholesterol. J Clin Endocrinol Metab. 2012;97:3399–407.

82. Puntoni M, Sbrana F, Bigazzi F, Sampietro T. Tangier disease: epidemiology, pathophysiology, and management. Am J Cardiovasc Drugs. 2012;12:303–11.

83. Dullaart RPF, Perton F, Sluiter WJ, de Vries R, van Tol A. Plasma lecithin: cholesterol acyltransferase activity is elevated in metabolic syndrome and is an independent marker of increased carotid artery intima media thickness. J Clin Endocrinol Metab. 2008;93:4860–6.

84. Norum KR. The function of lecithin:cholesterol acyltransferase (LCAT). Scand J Clin Lab Invest. 2017;77:235–6.

85. McIntyre N. Familial LCAT deficiency and fish-eye disease. J Inherit Metab Dis. 1988;11(Suppl 1):45–56.

86. Morales E, Alonso M, Sarmiento B, Morales M. LCAT deficiency as a cause of proteinuria and corneal opacification. BMJ Case Rep. 2018; https://doi.org/10.1136/bcr-2017-224129.

87. Kanai M, Koh S, Masuda D, Koseki M, Nishida K. Clinical features and visual function in a patient with fish-eye disease: quantitative measurements and optical coherence tomography. Am J Ophthalmol Case Rep. 2018;10:137–41.

88. Fredrickson DS, Lees RS. A system for phenotyping hyperlipoproteinemia. Circulation. 1965;31:321–7.

89. Havel RJ. Approach to the patient with hyperlipidemia. Med Clin North Am. 1982;66:319–33.

90. Khokhar AS, Seidner DL. The pathophysiology of pancreatitis. Nutr Clin Pract. 2004; 19:5–15.

91. Wasim M, Awan FR, Najam SS, Khan AR, Khan HN. Role of leptin deficiency, inefficiency, and leptin receptors in obesity. Biochem Genet. 2016;54:565–72.

92. Wabitsch M, Funcke J-B, Lennerz B, Kuhnle-Krahl U, Lahr G, Debatin K-M, Vatter P, Gierschik P, Moepps B, Fischer-Posovszky P. Biologically inactive leptin and early-onset extreme obesity. N Engl J Med. 2015;372:48–54.

93. Paz-Filho G, Mastronardi C, Delibasi T, Wong M-L, Licinio J. Congenital leptin deficiency: diagnosis and effects of leptin replacement therapy. Arq Bras Endocrinol Metabol. 2010;54:690–7.

94. Dodd G, Descherf S, Loh K, et al. Leptin and insulin act on POMC neurons to promote the browning of white fat. Cell. 2015;160:88–104.

95. Kelesidis T, Kelesidis I, Chou S, Mantzoros CS. Narrative review: the role of leptin in human physiology: emerging clinical applications. Ann Intern Med. 2010;152:93–100.

96. Saeed S, Arslan M, Froguel P. Genetics of obesity in consanguineous populations: toward precision medicine and the discovery of novel obesity genes. Obesity. 2018;26:474–84.

97. Paz-Filho G, Mastronardi CA, Licinio J. Leptin treatment: facts and expectations. Metabolism. 2015;64:146–56.

98. Paz-Filho G, Delibasi T, Erol HK, Wong M-L, Licinio J. Congenital leptin deficiency and thyroid function. Thyroid Res. 2009;2:11.

99. Krude H, Biebermann H, Luck W, Horn R, Brabant G, Grüters A. Severe early-onset obesity, adrenal insufficiency and red hair pigmentation caused by POMC mutations in humans. Nat Genet. 1998;19:155–7.

100. Ozsu E, Bahm A. Delayed diagnosis of proopiomelanocortin (POMC) deficiency with type 1 diabetes in a 9-year-old girl and her infant sibling. J Pediatr Endocrinol Metab. 2017;30:1137–40.

101. Mendiratta MS, Yang Y, Balazs AE, Willis AS, Eng CM, Karaviti LP, Potocki L. Early onset obesity and adrenal insufficiency associated with a homozygous POMC mutation. Int J Pediatr Endocrinol. 2011;2011:5.

102. Çetinkaya S, Güran T, Kurnaz E, Keskin M, Sağsak E, Savaş Erdeve S, Suntharalingham JP, Buonocore F, Achermann JC, Aycan Z. A patient with proopiomelanocortin deficiency: an increasingly important diagnosis to make. J Clin Res Pediatr Endocrinol. 2018;10:68–73.

103. Krude H, Biebermann H, Schnabel D, Tansek MZ, Theunissen P, Mullis PE, Grüters A. Obesity due to proopiomelanocortin deficiency: three new cases and treatment trials with thyroid hormone and ACTH4–10. J Clin Endocrinol Metab. 2003;88:4633–40.

104. Anisimova AS, Rubtsov PM, Akulich KA, Dmitriev SE, Frolova E, Tiulpakov A. Late diagnosis of POMC deficiency and in vitro evidence of residual translation from allele with c.-11C>a mutation. J Clin Endocrinol Metab. 2017;102:359–62.

105. Kühnen P, Clément K, Wiegand S, Blankenstein O, Gottesdiener K, Martini LL, Mai K, Blume-Peytavi U, Grüters A, Krude H. Proopiomelanocortin deficiency treated with a Melanocortin-4 receptor agonist. N Engl J Med. 2016;375:240–6.

106. Dos Videira IFS, DFL M, Magina S. Mechanisms regulating melanogenesis. An Bras Dermatol. 2013;88:76–83.

107. Pang S, Wu H, Wang Q, Cai M, Shi W, Shang J. Chronic stress suppresses the expression of cutaneous hypothalamic-pituitary-adrenocortical axis elements and melanogenesis. PLoS One. 2014;9:e98283.

108. Toda C, Santoro A, Kim JD, Diano S. POMC neurons: from birth to death. Annu Rev Physiol. 2017;79:209–36.

109. Sohn J-W. Network of hypothalamic neurons that control appetite. BMB Rep. 2015;48:229–33.

110. Zoicas F, Schöfl C. Craniopharyngioma in adults. Front Endocrin. 2012;3:46.

111. Müller HL. Craniopharyngioma. Endocr Rev. 2014;35:513–43.

112. Lustig RH. Hypothalamic obesity after Craniopharyngioma: mechanisms, diagnosis, and treatment. Front Endocrin. 2011;2:60.

113. Corvillo F, Akinci B. An overview of lipodystrophy and the role of the complement system. Mol Immunol. 2019;112:223–32.

114. Giralt M, Villarroya F, Araújo-Vilar D. Lipodystrophy. In: Huhtaniemi I, Martini L, editors. Encyclopedia of endocrine diseases. 2nd ed. Oxford: Academic Press; 2019. p. 482–95.

115. Belo SPM, Magalhães ÂC, Freitas P, Carvalho DM. Familial partial lipodystrophy, Dunnigan variety - challenges for patient care during pregnancy: a case report. BMC Res Notes. 2015;8:140.

116. Hussain I, Garg A. Lipodystrophy syndromes. Endocrinol Metab Clin N Am. 2016;45:783–97.

117. Polyzos SA, Perakakis N, Mantzoros CS. Fatty liver in lipodystrophy: a review with a focus on therapeutic perspectives of adiponectin and/or leptin replacement. Metabolism. 2019;96:66–82.

118. Hsu R-H, Lin W-D, Chao M-C, et al. Congenital generalized lipodystrophy in Taiwan. J Formos Med Assoc. 2019;118:142–7.

119. Tsoukas MA, Mantzoros CS. Chapter 37 - Lipodystrophy Syndromes. In: Jameson JL, De Groot LJ, de Kretser DM, Giudice LC, Grossman AB, Melmed S, Potts JT, Weir GC,

editors. Endocrinology: adult and pediatric. 7th ed. Philadelphia: W.B. Saunders; 2016. p. 648–661.e5.

120. Handelsman Y, Oral EA, Bloomgarden ZT, et al. The clinical approach to the detection of lipodystrophy – an aace consensus statement. Endocr Pract. 2013;19:107–16.

121. Webb ES, Liu P, Baleeiro R, Lemoine NR, Yuan M, Wang Y-H. Immune checkpoint inhibitors in cancer therapy. J Biomed Res. 2018;32:317–26.

122. Falcao CK, Cabral MCS, Mota JM, et al. Acquired lipodystrophy associated with Nivolumab in a patient with advanced renal cell carcinoma. J Clin Endocrinol Metab. 2019;104:3245–8.

# 内分泌学中的人名名词和历史人物精选

## 8.1 与垂体疾病有关的人名名词

### 8.1.1 Wolfram 综合征(DIDMOAD)

**临床特征**

这个综合征包括尿崩症、糖尿病、视神经乳头萎缩和耳聋(感音神经性耳聋),因此使用这些的英文单词的首写字母,即简称 DIDMOAD[1]。

**病理生理学**

编码内质网蛋白的 WFS1 基因突变是 Wolfram 综合征(WS)的临床表现的病因。内质网(ER)在减轻细胞应激作用中起着关键作用,在 WFS1 基因突变的情况下,这种保护作用受损,导致神经和胰腺 β 细胞的细胞功能缺陷[2]。

### 8.1.2 组织细胞增多症 X

**临床特征**

组织细胞增多症 X 有很多其他名字,包括 Hand–Schüller–Christian 疾病,朗格汉斯组织细胞增生症(LCH)和 Letterer-Siwe 病[3]。这是一种罕见的情况,由于其表现形式的多样性,确诊比较困难。LCH 患者的皮肤病表现很常见,但这些皮肤损伤也见于其他皮肤疾病,如湿疹和脂溢性皮炎,并导致延误诊断[4]。其他的临床现象也包括淋巴结病、小脑共济失调、呼吸急促和脱水(中枢性尿崩症),这取决于疾病过程涉及的器官[5]。

**病理生理学**

组织细胞增多症 X 是一种免疫失调疾病,涉及一种重要的抗原呈递细胞,即树突细胞。尽管先前对这种疾病的病因有争议,但有证据表明 LCH 是一种肿瘤性疾病。而事实上,75%以上的 LCH 患者中发现体细胞突变[6]。但是 LCH 并非来源于皮肤朗格汉斯细胞,而是存在于骨髓中的树突细胞的衍生细胞[3](表 8.1)。

表 8.1　与垂体疾病有关的其他人名名词

| 名称 | 描述 |
| --- | --- |
| Nelson 综合征 | 难治性 Cushing 病患者双侧肾上腺切除术后,垂体瘤的不规则扩张(肾上腺源性皮质醇失去负反馈控制)[7] |
| 库欣病 | 垂体促肾上腺皮质激素依赖性库欣综合征[8] |
| Sheehan 综合征 | 产后大出血后垂体功能低下[9] |
| Simmonds 病 | 垂体前叶损伤引起的全身性恶病质[10,11] |

Adapted from Refs[7-11].

# 8.2　与甲状腺疾病相关的人名名词

## 8.2.1　Pendred 综合征

**临床特征**

Pendred 综合征的临床特征包括感音神经性耳聋(SNHL)、甲状腺肿和甲状腺功能减退症[12]。

**病理生理学**

编码阴离子交换蛋白 pendrin 的 SLC26A4 基因突变是 Pendred 综合征的病理学基础[13]。Pendrin 是一种氯碘共转运蛋白,在甲状腺、内耳和肾脏的阴离子跨膜转运中起关键作用。它是碘从甲状腺滤泡细胞进入滤泡中央的胶体的关键步骤,也是甲状腺球蛋白分子碘化的关键步骤。Pendrin 蛋白还参与肾脏和内腔囊的氯化物和碳酸氢盐交换。Pendrin 功能受损会导致甲状腺功能减退症、甲状腺肿、SNHL[14]和代谢性碱中毒(尤其是在碳酸氢盐负荷高的情况下)[12]。

> ☀ **临床扩展**
>
> 　　有一些解剖学上的人名名词与甲状腺有关。其中包括 Berry 韧带(甲状腺悬韧带)[15]、Lalouette 锥体(甲状腺锥体叶)[16]、Zuckerkandl 结节(甲状腺后内侧缘的正常解剖突起)[17] 和 Neubauer 甲状腺动脉(甲状腺动脉)[18](表 8.2)。

**表 8.2　与甲状腺疾病有关的其他人名名词**

| 名称 | 描述 |
| --- | --- |
| Jod–Basedow 综合征 | 碘引起的甲状腺功能亢进症[19,20]。"Jod"是德语中碘的意思[21]。地方性甲状腺肿、甲状腺功能正常的 Graves 病和桥本甲状腺炎的患者均患有这种疾病的风险[21,22] |
| Plummer 病 | 毒性多结节性甲状腺肿[23,24] |
| De Quervain 甲状腺炎 | 亚急性肉芽肿性甲状腺炎[25] |
| 桥本甲状腺炎 | 甲状腺慢性炎症浸润与甲状腺实质进行性纤维化有关[26] |
| Riedel 甲状腺炎 | 甲状腺一种罕见的良性炎症状态,伴有甲状腺颈组织纤维化。可表现为低钙血症(甲状旁腺纤维化浸润)或甲状腺功能减退症[27]。患者也可能出现因神经浸润而导致神经麻痹[28] |
| Wolff–Chaikoff 效应 | 急性碘负荷时甲状腺激素合成的暂时性减少。Wolff–Chaikoff 效应是对碘浓度瞬时变化的适应性反应[29,30]。急性碘负荷后甲状腺过氧化物酶有短暂的抑制作用。此外,碘化钠转运体的活性受损会进一步减少碘的摄取,这种适应有助于甲状腺激素合成的最终恢复[31] |
| Refetoff 综合征 | 甲状腺激素过量时,血清促甲状腺激素异常正常或过高的综合征。这种综合征也称为甲状腺激素抵抗[32] |
| 桥本毒症 | 桥本甲状腺炎初始短暂的甲状腺功能亢进期[33] |

Adapted from Refs[19–33].

# 8.3　与肾上腺疾病有关的人名名词

## 8.3.1　Carney 三联征和 Carney 二联征

**临床特征**

　　患者具有胃–胃肠道间质瘤(GIST)和副神经节瘤(PGL)[34]。

**病理生理学**

　　这种疾病是由于琥珀酸脱氢酶(SDH)的常染色体显性突变,SDH 是电子传递链中的关键酶,SDH 基因是肿瘤抑制基因,这些基因的功能缺失突变使患者易患肿瘤[35]。

---

**病理生理学扩展**

Carney 三联征由 Carney 二联征[胃-胃肠道间质瘤(GIST)和副神经节瘤(PGL)]和肺软骨瘤组成。与 Carney 二联征不同,Carney 三联征是在 SDH 基因没有突变的情况下发生的。现在认为 Carney 三联征是由 SDH 基因超甲基化引起的表观遗传现象造成 SDH 基因功能缺陷所致[35]。

Carney 三联征和 Carney 二联征应区别于经典 Carney 综合征(见表 8.3)。

---

表 8.3　与肾上腺疾病有关的其他人名名词

| 名称 | 描述 |
| --- | --- |
| Addison 病 | 以糖皮质激素、雄激素和盐皮质激素缺乏为特征的原发性肾上腺功能不全[39,40] |
| Conn 综合征 | 原发性醛固酮增多症伴肾上腺瘤[41] |
| Schmidt 综合征 | 多发性自身免疫综合征 2 型患者中与自身免疫性甲状腺疾病相关的 Addison 病[42] |
| Carpenter 综合征 | Schmidt 综合征伴 1 型糖尿病伴多发性自身免疫综合征 2 型患者[42,43] |
| 库欣综合征 | 由于分泌皮质醇的肿瘤、垂体或异位来源的过量,促肾上腺皮质激素(ACTH)产生或暴露于超生理水平的外源性糖皮质激素引起的高皮质醇血症[44,45] |
| Addisonian 贫血 | Addison 病患者中的恶性贫血[46] |
| Carney 复合病 | 编码蛋白激酶 A 的 1 型 α 亚单位的基因突变与 Carney 综合征有关。临床特征包括功能性垂体瘤、心脏黏液瘤、咖啡斑和 ACTH 非依赖性高皮质醇血症(PPNAD)[47] |

Adapted from Refs[39–47].

## 8.3.2 Allgrove 综合征

### 临床特征

Allgrove 或 3A 综合征是由贲门失弛缓症、无泪症和肾上腺功能不全三联征组成[36]。肾上腺功能不全对 Allgrove 综合征患者的发病率和死亡率有显著影响[37]。

### 病理生理学

AAAS 基因编码一种名为 ALADIN 的蛋白质,AAAS 基因突变导致 3A 综合征。ALADIN 对维持细胞膜完整性具有重要作用[38],同时在类固醇生成和肾上腺激素合成过程中的氧化还原反应起关键作用[37]。

## 8.4 与胰腺疾病有关的人名名词

### 8.4.1 Kussmaul 呼吸(糖尿病酮症酸中毒)

#### 临床特征

糖尿病酮症酸中毒中可以存在严重代谢性酸中毒,这些患者会出现一种称为 Kussmaul 呼吸,其表现为吸气终末期、深部和快速的呼吸模式,预示着呼吸衰竭即将到来,需要辅助通气[48]。丙酮有典型的水果气味,有时被描述为类似于指甲油去除剂的气味,在临床体检时可以闻到[49]。

#### 病理生理学

代谢性酸中毒引起呼吸频率的代偿性增加,以减少二氧化碳潴留,维持血清 pH 值。呼吸急促的初始阶段通过呼吸过度(潮气量增加)进行,并最终进入 Kussmaul 呼吸的终末呼吸模式[48]。

Kussmaul 呼吸是对代谢性酸中毒的一种代偿反应,它增加了肺泡内压,并可能使患者肺泡破裂和进展迅速的肺炎(Hamman 综合征)[50]。

### 8.4.2 Somogyi 效应

#### 临床特征

经典的 Somogyi 效应为在出现明显夜间低血糖的情况下,清晨出现反弹性的高血糖。这一糖尿病学中最著名的人名名词由 Michael Somogyi 于 1959 年报道出来[51]。

#### 病理生理学

长期以来,人们一直认为,在夜间未进食时,一段时间的低血糖会触发一种反调节的激素反应,从而导致早晨的空腹高血糖[52]。在一项对应用基础餐时胰岛素治疗方案的 262 名糖尿病患者的前瞻性研究中,研究者使用连续血糖监测来评估其血糖的变化趋势。在出现夜间低血糖的受试者中,一般早晨并没有发生空腹高血糖,则认为 Somogyi 效应仅仅是空腹高血糖的一个原因[51](表 8.4)。

## 8.5 与甲状旁腺和骨代谢疾病有关的人名名词

### 8.5.1 Albers-Schönberg 病

#### 临床特征

2 型常染色体显性遗传骨质疏松症(ADO2)也称为 Albers-Schönberg 病。这种疾病的临

表 8.4 与胰腺疾病有关的其他人名名词

| 名称 | 描述 |
| --- | --- |
| Wermer 综合征 | 多发性内分泌肿瘤 1 型（胰腺肿瘤、甲状旁腺肿瘤、垂体瘤、肾上腺皮质肿瘤和神经鞘瘤）[53] |
| Whipple 三联征 | 低血糖症状、生化证实的低血糖和纠正低血糖后低血糖症状逆转的三联征[54] |
| Zollinger–Ellison 综合征 | 胰腺分泌胃泌素的神经内分泌肿瘤引起的高胃泌素血症[55,56]。大多数胃泌素瘤发生在胃泌素瘤三角区，这是一个通过胰头、肝门和十二指肠第二和第三部分之间的过渡点画出的假想三角形[55] |
| Verner–Morrison 综合征 | 慢性水样腹泻、低钾血症和无水乙醇综合征（WDHA 综合征）发生在分泌血管活性肠肽的胰腺神经内分泌肿瘤患者中[57] |

Adapted from Refs[53–57].

床特征包括非外伤性骨折、脑神经麻痹和骨关节炎[58]。

### 病理生理学

2 型常染色体显性遗传骨质疏松症与一系列导致骨吸收缺陷的基因突变有关[58,59]。皮质骨扩张引起颅面改变（包括大头畸形）且压迫神经，导致脑神经麻痹。由于破骨细胞活性受损，骨密度显著增高，但因骨脆性也增加，最终导致骨折发病率上升[60]。

### 8.5.2 McCune–Albright 综合征

### 临床特征

McCune–Albright 综合征的特征是骨纤维发育不良、性早熟和称为"café–au–lait"的伴有皮肤色素沉着的特征性的黄斑病变[61]。

### 病理生理学

编码细胞膜上的 G 蛋白 α 亚单位的 GNAS 基因突变与该综合征有关。这种突变导致 G 蛋白的自发性激活（在没有激素刺激的情况下激活），这种激活促进了几种激素的下游效应。患者可出现甲状腺功能亢进症、性早熟、骨纤维发育不良、生长激素过量和库欣综合征[61]（表 8.5）。

## 8.6 其他人名名词

表 8.6 简要概述了内分泌学中的其他人名名词。

表 8.5 与甲状旁腺及代谢性骨病有关的其他人名名词

| 名称 | 描述 |
| --- | --- |
| Albright 遗传性骨营养不良 | 假性甲状旁腺功能减退症或假性假甲状旁腺功能减退症患者的第四掌骨或跖骨缩短[62] |
| Von Recklinghausen 骨病 | 囊性纤维性骨炎伴特殊褐色肿瘤的形成[63] |
| Albright 贫血 | 原发性甲状旁腺功能亢进症与贫血的关系[64,65] |
| DiGeorge 综合征 | 甲状旁腺功能减退症,先天性心脏病,以及胸腺发育异常[66] |
| Sipple 综合征 | 多发性内分泌肿瘤 2A 型(甲状腺髓样癌、嗜铬细胞瘤和甲状旁腺增生或腺瘤)[53] |

Adapted from Refs[53,62-66].

表 8.6 内分泌学中的其他人名名词

| 名称 | 描述 |
| --- | --- |
| Stein–Leventhal 综合征 | 多囊卵巢综合征[67] |
| Von Hippel–Lindau 综合征 | VHL 抑癌基因的种系突变<br>嗜铬细胞瘤<br>肾细胞癌<br>中枢神经系统血管母细胞瘤<br>胰腺囊肿[68] |
| Von Recklinghausen 病 | 1 型神经纤维瘤病。NF–1 抑癌基因突变<br>Café–au–lait 皮肤色素沉着<br>腋窝(克罗征)和腹股沟雀斑神经纤维瘤<br>嗜铬细胞瘤<br>眼部表现(包括虹膜的视神经胶质瘤和色素错构瘤)[69] |
| Mayer–Rokitansky–Kuster–Hauser (MRKH)综合征 | 苗勒管发育不全。基因基础不明。先天性苗勒管畸形苗勒衍生物完全发育不全的轻微异常[70] |
| Burger–Grutz 综合征 | 脂蛋白脂酶(LPL)缺乏症是由于 LPL 基因突变引起的。分为弗雷德里克森 1 型高脂血症黄瘤、视网膜脂血症、肝脾大和胰腺炎[71] |
| Montgomery 综合征 | 也称为播散性黄瘤(XD)。在没有高脂血症的情况下,全身性黄瘤累及皮肤和黏膜[72],也可能与尿崩症有关[73] |

Adapted from Refs[67–73].

# 8.7 内分泌学历史人物简介

## 8.7.1 哈维·库欣(Harvey Cushing)(1869—1939)

Harvey Cushing 毕业于哈佛医学院(1891—1939),是一位神经病学家,在 20 世纪初获得国际认可。他对神经外科领域做出了重大贡献,被称为现代神经外科之父。然而,由于他对"垂体嗜碱性粒细胞症"或库欣病(以他的名字命名的临床综合征)的研究,使他在临床内分泌学中占有特殊地位[74]。

**临床趣闻**

1.哈维·库欣的导师是有"现代医学之父"之称的威廉·奥斯勒(William Osler)(他建立的住院医生制度和床边教学制度在西方医学界影响深远,至今仍是世界医学界基本的制度组成),这个名字为许多医学实习生所熟知。他们在马里兰州约翰·霍普金斯医院共事期间成为了亦师亦友的关系。1925年,他写了一本两卷的奥斯勒传记。

2.在麻醉记录单上详细记录患者在手术中生命体征的做法,始于哈维·库欣。

3.其他以他的名字命名的非内分泌的名词还包括库欣溃疡和库欣反射[75]。

### 8.7.2 桥本·哈卡鲁(Hakaru Hashimoto)(1881—1934)

Hakaru Hashimoto,毕业于福冈医学院(1903—1907)。他报道了一系列以前未知的甲状腺疾病病例。其中4例40岁及以上女性患者行甲状腺部分切除术后,发现有慢性淋巴细胞性甲状腺炎的特征性组织学表现。

桥本使用术语甲状腺肿淋巴瘤来描述甲状腺独特的慢性炎症[76]。慢性淋巴细胞性甲状腺炎被称为"桥本甲状腺炎"[77]。

桥本将他的发现与里德尔甲状腺炎的报道进行了比较,发现甲状腺肿淋巴瘤患者在组织学上观察到的纤维化较少,此外,桥本甲状腺炎患者在临床体检中甲状腺没有里德尔甲状腺炎那样坚硬,这使得它成为一个独特的临床疾病[78]。

**临床趣闻**

1.桥本的发现在几十年内几乎无人知晓,之后被另一位临床医生报道,当时这名医生不知道桥本在1912年就对这个疾病进行了报道,最终在1938年的一次国际甲状腺会议上,桥本甲状腺炎才获得认可[78]。

2.他关于甲状腺肿淋巴瘤的论文最初是用德语发表的[79]。

### 8.7.3 托马斯·艾迪生(Thomas Addison)(1793—1860)

Thomas Addison 1815年毕业于爱丁堡大学医学院。艾迪生的贫血最早于1849年在《伦敦医学公报》上被报道为"贫血-肾上腺包膜疾病,该疾病是一种新的贫血性疾病。"特鲁索(1801—1867)是第一个使用"Addison病"这个词的人[80]。

> **临床趣闻**
>
> 1.恶性贫血就是艾迪生贫血[81]。
>
> 2.白癜风的经典描述也归功于艾迪生[81]。

### 8.7.4 富勒·奥尔布赖特(Fuller Albright)(1900—1969)

Fuller Albrght 于 1920 年进入哈佛医学院学习。他的研究结果对我们理解钙和骨代谢有重要影响。他和 Donovan McCune 一起命名了一种骨代谢疾病,即 McCune-Albright 综合征(又称为多发性骨纤维发育不良伴性早熟综合征)。

他还为我们理解骨质疏松症、甲状旁腺功能亢进症和库欣病做出了重大贡献[82]。

> **临床趣闻**
>
> 1.Albright 最初的愿望是成为一名整形外科医生,但他认为自己没有外科所需的灵巧性而不得不放弃这个梦想,幸运的是他对钙代谢也很感兴趣,随后将兴趣转向内分泌学领域,从而做出了重大贡献[82]。
>
> 2.他研究了雌激素在骨代谢中的作用,并认为雌激素可以刺激成骨细胞的功能,从而改善骨质量[82]。奥尔布赖特在 36 岁时患上了帕金森病,不幸的是,1956 年接受了当时治疗帕金森病的一种新手术——苍白球切开术中发生了颅内出血[82],导致失语症及终身残疾。

### 8.7.5 杰罗姆·W.康恩(Jerome W. Conn)(1907—1994)

Jerome W. Conn,毕业于密歇根大学医学院(1929—1932)。他对我们理解肾素–血管紧张素–醛固酮轴做出了卓越的贡献[83]。他发现了单侧醛固酮分泌肿瘤引起的原发性醛固酮增多症,也被称为康恩综合征[84]。

> **临床趣闻**
>
> 1.康恩对糖尿病病理生理学很感兴趣,他撰写的文献对我们理解胰岛素抵抗提供了理论基础[85]。
>
> 2.虽然康恩完成了一年的普通外科培训,但他对内科更感兴趣,从而转向了内分泌学[85]。

### 8.7.6 弗雷德里克·班廷(Frederick Banting)(1891—1941)

Frederick Banting 于 1916 年在多伦多大学完成医学教育。他以发现胰岛素而闻名，这是他与助手查尔斯 H.贝斯特[86]共同完成的一项伟大的工作。

 临床趣闻

班廷和 J.R.R Macleod 于 1923 年由于发现胰岛素而被授予诺贝尔医学和生理学奖[87]。

### 8.7.7 罗伯特·格雷夫斯(Robert Graves)(1797—1853)

1818 年，Robert Graves 在都柏林大学完成了他的医学教育。他描述了突眼性甲状腺肿，但他并不是第一个描述这种疾病的人。von Basedow 等在他之前记录了弥漫性毒性甲状腺肿的临床特征。因此，格雷夫斯病也被称为巴泽多病[88]。

 临床趣闻

1.他第一个报道了脑桥出血患者的"针尖样"瞳孔。

2.格雷夫斯主张停止静脉切开术作为治疗发热的手段。

3.他提出了外围脉搏时相的概念[88]。

### 8.7.8 爱德华·肯德尔(Edward Kendall)(1888—1972)

Edward Kendall 在纽约哥伦比亚大学获得理学学士、理学硕士和博士学位。他因发现可的松而与 Philip Hench(1896—1965)分享了 1950 年诺贝尔医学和生理学奖[89]。

 临床趣闻

1.肯德尔于 1914 年在梅奥诊所(明尼苏达州罗切斯特)工作期间分离出甲状腺素。

2.他分离出至少 28 种肾上腺皮质激素，包括他最初称为"化合物 E"的激素——可的松。

☀ 临床扩展

"奥卡姆剃刀"原理 *

奥卡姆剃刀原理在医学中的应用就是"一个原则"，即尽可能用一个单一的统一诊断来解释临床上多个症状体征和实验室结果[90]。

  *译者注：奥卡姆剃刀原理又称"奥康的剃刀"，它是由 14 世纪英格兰的逻辑学家、圣方济各会修士奥卡姆的威廉(William of Occam, 1285—1349)提出。*

  *这个原理称为"如无必要，勿增实体"，即"简单有效原理"。正如他在《箴言书注》2 卷 15 题所说"切勿浪费较多东西去做，用较少的东西，同样可以做好的事情"。*

**希卡姆格言**

  一种医学原理，提醒临床医生认识到两种或两种以上不同的诊断在同一患者身上可以共存的重要性[91]。这个格言有时也被称为跳蚤和虱子的格言，也就是"对跳蚤的诊断并不排除对同一患者的虱子诊断"[92]。

# 参考文献

1. Barrett TG, Bundey SE. Wolfram (DIDMOAD) syndrome. J Med Genet. 1997;34:838–41.
2. Urano F. Wolfram syndrome: diagnosis, management, and treatment. Curr Diab Rep. 2016;16:6.
3. Kobayashi M, Tojo A. Langerhans cell histiocytosis in adults: advances in pathophysiology and treatment. Cancer Sci. 2018;109:3707–13.
4. Simko SJ, Garmezy B, Abhyankar H, et al. Differentiating skin-limited and multisystem Langerhans cell histiocytosis. J Pediatr. 2014;165:990–6.
5. Haupt R, Minkov M, Astigarraga I, et al. Langerhans cell histiocytosis (LCH): guidelines for diagnosis, clinical work-up, and treatment for patients till the age of 18 years. Pediatr Blood Cancer. 2013;60:175–84.
6. Jezierska M, Stefanowicz J, Romanowicz G, Kosiak W, Lange M. Langerhans cell histiocytosis in children – a disease with many faces. Recent advances in pathogenesis, diagnostic examinations and treatment. Postepy Dermatol Alergol. 2018;35:6–17.
7. Barber TM, Adams E, JAH W. Nelson syndrome: definition and management. Handb Clin Neurol. 2014;124:327–37.
8. Castinetti F, Morange I, Conte-Devolx B, Brue T. Cushing's disease. Orphanet J Rare Dis. 2012;7:41.
9. Kilicli F, Dokmetas HS, Acibucu F. Sheehan's syndrome. Gynecol Endocrinol. 2013;29:292–5.
10. Rosenberg B, Rosenthal J, Beck GJ. Simmonds' disease; case reports. Am J Med. 1948;5:462–9.
11. Beare JM. Simmonds' disease. Ulster Med J. 1947;16:66–42.10.
12. Wémeau J-L, Kopp P. Pendred syndrome. Best Pract Res Clin Endocrinol Metab. 2017;31:213–24.
13. Bizhanova A, Kopp P. Genetics and phenomics of Pendred syndrome. Mol Cell Endocrinol. 2010;322:83–90.
14. Smith N, U-King-Im J-M, Karalliedde J. Delayed diagnosis of Pendred syndrome. BMJ Case Rep. 2016;2016:bcr2016215271.
15. Rajabian A, Walsh M, Quraishi NA. Berry's ligament and the inferior thyroid artery as reliable anatomical landmarks for the recurrent laryngeal nerve (RLN): a fresh-cadaveric study of the cervical spine. The RLN relevant to spine. Spine J. 2017;17:S33–9.
16. Akudu LS, Ukoha UU, Ekezie J, Ukoha CC. Ultrasonographic study of the incidence of pyramidal lobe and agenesis of the thyroid isthmus in Nnewi population. J Ultrason. 2018;18:290–5.
17. Won H-J, Won H-S, Kwak D-S, Jang J, Jung S-L, Kim I-B. Zuckerkandl tubercle of the thyroid gland: correlations between findings of anatomic dissections and CT imaging. AJNR Am J Neuroradiol. 2017;38:1416–20.
18. Kamparoudi P, Paliouras D, Gogakos AS, et al. Percutaneous tracheostomy—beware of the thyroidea-ima artery. Ann Transl Med. 2016;4:449.
19. Dave A, Ludlow J, Malaty J. Thyrotoxicosis: an under-recognised aetiology. BMJ Case Rep. 2015;2015:bcr2014208119.
20. De Leo S, Braverman LE. Iodine-induced thyroid dysfunction. In: Luster M, Duntas LH, Wartofsky L, editors. The thyroid and its diseases: a comprehensive guide for the clinician. Cham: Springer International Publishing; 2019. p. 435–52.
21. Chung HR. Iodine and thyroid function. Ann Pediatr Endocrinol Metab. 2014;19:8–12.

22. Dunne P, Kaimal N, MacDonald J, Syed AA. Iodinated contrast–induced thyrotoxicosis. CMAJ. 2013;185:144–7.

23. Porterfield JR, Thompson GB, Farley DR, Grant CS, Richards ML. Evidence-based management of toxic multinodular goiter (Plummer's disease). World J Surg. 2008;32:1278–84.

24. Ngalob QG, Isip-Tan IT. Thyroid cancer in Plummer's disease. BMJ Case Rep. 2013;2013:bcr2013008909.

25. Ranganath R, Shaha MA, Xu B, Migliacci J, Ghossein R, Shaha AR. de Quervain's thyroiditis: a review of experience with surgery. Am J Otolaryngol. 2016;37:534–7.

26. Zaletel K, Gaberšček S. Hashimoto's thyroiditis: from genes to the disease. Curr Genomics. 2011;12:576–88.

27. Hennessey JV. Clinical review: Riedel's thyroiditis: a clinical review. J Clin Endocrinol Metab. 2011;96:3031–41.

28. Ng SA, Corcuera-Solano I, Gurudutt VV, Som PM. A rare case of Reidel thyroiditis with associated vocal cord paralysis: CT and MR imaging features. AJNR Am J Neuroradiol. 2011;32:E201–2.

29. Leung AM, Braverman LE. Consequences of excess iodine. Nat Rev Endocrinol. 2014;10:136–42.

30. Okamura K, Sato K, Fujikawa M, Bandai S, Ikenoue H, Kitazono T. Remission after potassium iodide therapy in patients with graves' hyperthyroidism exhibiting thionamide-associated side effects. J Clin Endocrinol Metab. 2014;99:3995–4002.

31. Pramyothin P, Leung AM, Pearce EN, Malabanan AO, Braverman LE. Clinical problem-solving. A hidden solution. N Engl J Med. 2011;365:2123–7.

32. Alberto G, Novi RF, Scalabrino E, Trombetta A, Seardo MA, Maurino M, Brossa C. Atrial fibrillation and mitral prolapse in a subject affected by Refetoff syndrome. Minerva Cardioangiol. 2002;50:157–60.

33. Nabhan ZM, Kreher NC, Eugster EA. Hashitoxicosis in children: clinical features and natural history. J Pediatr. 2005;146:533–6.

34. Szarek E, Ball ER, Imperiale A, et al. Carney Triad, SDH-deficient tumors, and Sdhb+/– mice share abnormal mitochondria. Endocr Relat Cancer. 2015;22:345–52.

35. Settas N, Faucz FR, Stratakis CA. Succinate dehydrogenase (SDH) deficiency, carney triad and the epigenome. Mol Cell Endocrinol. 2018;469:107–11.

36. de Freitas MRG, Orsini M, et al. Allgrove syndrome and motor neuron disease. Neurol Int. 2018;10(2):7436. https://doi.org/10.4081/ni.2018.7436.

37. Brown B, Agdere L, Muntean C, David K. Alacrima as a harbinger of adrenal insufficiency in a child with Allgrove (AAA) syndrome. Am J Case Rep. 2016;17:703–6.

38. Li W, Gong C, Qi Z, Wu D, Cao B. Identification of AAAS gene mutation in Allgrove syndrome: a report of three cases. Exp Ther Med. 2015;10:1277–82.

39. Bornstein SR, Allolio B, Arlt W, et al. Diagnosis and treatment of primary adrenal insufficiency: an endocrine society clinical practice guideline. J Clin Endocrinol Metab. 2016;101:364–89.

40. Burton C, Cottrell E, Edwards J. Addison's disease: identification and management in primary care. Br J Gen Pract. 2015;65:488–90.

41. Funder JW, Carey RM, Mantero F, Murad MH, Reincke M, Shibata H, Stowasser M, Young WF. The management of primary aldosteronism: case detection, diagnosis, and treatment: an endocrine society clinical practice guideline. J Clin Endocrinol Metab. 2016;101:1889–916.

42. Dittmar M, Kahaly GJ. Polyglandular autoimmune syndromes: immunogenetics and long-term follow-up. J Clin Endocrinol Metab. 2003;88:2983–92.

43. Carpenter CC, Solomon N, Silverberg SG, Bledsoe T, Northcutt RC, Klinenberg JR, Bennett IL, Harvey AM. Schmidt's syndrome (thyroid and adrenal insufficiency). A review of the literature and a report of fifteen new cases including ten instances of coexistent diabetes mellitus. Medicine (Baltimore). 1964;43:153–80.

44. Lacroix A, Feelders RA, Stratakis CA, Nieman LK. Cushing's syndrome. Lancet. 2015;386:913–27.

45. Pappachan JM, Hariman C, Edavalath M, Waldron J, Hanna FW. Cushing's syndrome: a practical approach to diagnosis and differential diagnoses. J Clin Pathol. 2017;70:350–9.

46. Kra SJ, Barile AW. Addison's disease and Addisonian Anemia: a case report. Arch Intern Med. 1964;114:258–62.

47. Correa R, Salpea P, Stratakis CA. Carney complex: an update. Eur J Endocrinol. 2015;173:M85–97.

48. Gallo de Moraes A, Surani S. Effects of diabetic ketoacidosis in the respiratory system. World J Diabetes. 2019;10:16–22.

49. Seth P, Kaur H, Kaur M. Clinical profile of diabetic ketoacidosis: a prospective study in a

tertiary care hospital. J Clin Diagn Res. 2015;9:OC01–4.

50. Pain AR, Pomroy J, Benjamin A. Hamman's syndrome in diabetic ketoacidosis. Endocrinol Diabetes Metab Case Rep. 2017;1(1):1–4. https://doi.org/10.1530/EDM-17-0135.

51. Høi-Hansen T, Pedersen-Bjergaard U, Thorsteinsson B. The Somogyi phenomenon revisited using continuous glucose monitoring in daily life. Diabetologia. 2005;48:2437–8.

52. Rybicka M, Krysiak R, Okopień B. The dawn phenomenon and the Somogyi effect - two phenomena of morning hyperglycaemia. Endokrynol Pol. 2011;62:276–84.

53. Vandersteen PR, Scheithauer BW. Glucagonoma syndrome. J Am Acad Dermatol. 1985;12:1032–9.

54. Kong M-F, Lawden M, Dennison A. Altered mental state and the Whipple triad. BMJ Case Rep. 2010; https://doi.org/10.1136/bcr.08.2009.2158.

55. Epelboym I, Mazeh H. Zollinger-Ellison syndrome: classical considerations and current controversies. Oncologist. 2014;19:44–50.

56. Singh Ospina N, Donegan D, Rodriguez-Gutierrez R, Al-Hilli Z, Young WF. Assessing for multiple endocrine neoplasia type 1 in patients evaluated for Zollinger-Ellison syndrome-clues to a safer diagnostic process. Am J Med. 2017;130:603–5.

57. Belei OA, Heredea ER, Boeriu E, Marcovici TM, Cerbu S, Mărginean O, Iacob ER, Iacob D, Motoc AGM, Boia ES. Verner-Morrison syndrome. Literature review. Romanian J Morphol Embryol. 2017;58:371–6.

58. Cleiren E, Bénichou O, Van Hul E, et al. Albers-Schönberg disease (autosomal dominant osteopetrosis, type II) results from mutations in the ClCN7 chloride channel gene. Hum Mol Genet. 2001;10:2861–7.

59. Sobacchi C, Schulz A, Coxon FP, Villa A, Helfrich MH. Osteopetrosis: genetics, treatment and new insights into osteoclast function. Nat Rev Endocrinol. 2013;9:522–36.

60. Stark Z, Savarirayan R. Osteopetrosis. Orphanet J Rare Dis. 2009;4:5.

61. Salpea P, Stratakis CA. Carney complex and McCune Albright syndrome: an overview of clinical manifestations and human molecular genetics. Mol Cell Endocrinol. 2014;386:85–91.

62. Rolla AR, Rodriguez-Gutierrez R. Albright's hereditary osteodystrophy. N Engl J Med. 2012;367:2527.

63. Vaishya R, Agarwal AK, Singh H, Vijay V. Multiple "Brown tumors" masquerading as metastatic bone disease. Cureus. 2015;7:e431.

64. Mallette LE. Anemia in hypercalcemic hyperparathyroidism: renewed interest in an old observation. Arch Intern Med. 1977;137:572–3.

65. Baskaran LNGM, Greco PJ, Kaelber DC. Case report medical eponyms. Appl Clin Inform. 2012;3:349–55.

66. McDonald-McGinn DM, Sullivan KE, Marino B, et al. 22q11.2 deletion syndrome. Nat Rev Dis Primers. 2015;1:15071.

67. Kurzrock R, Cohen PR. Polycystic ovary syndrome in men: Stein-Leventhal syndrome revisited. Med Hypotheses. 2007;68:480–3.

68. Maher ER, Neumann HP, Richard S. von Hippel–Lindau disease: a clinical and scientific review. Eur J Hum Genet. 2011;19:617–23.

69. Ghalayani P, Saberi Z, Sardari F. Neurofibromatosis type I (von Recklinghausen's disease): a family case report and literature review. Dent Res J (Isfahan). 2012;9:483–8.

70. Fontana L, Gentilin B, Fedele L, Gervasini C, Miozzo M. Genetics of Mayer-Rokitansky-Küster-Hauser (MRKH) syndrome. Clin Genet. 2017;91:233–46.

71. Viljoen A, Wierzbicki AS. Diagnosis and treatment of severe hypertriglyceridemia. Expert Rev Cardiovasc Ther. 2012;10:505–14.

72. Banerjee M, Sharma P, Gaur N, Takkar B. Infiltrative chiasmatopathy in xanthoma disseminatum: a rare entity. BMJ Case Rep. 2018;11:e227207.

73. Beurey J, Lamaze B, Weber M, Delrous JL, Kremer B, Chaulieu Y. Xanthoma disseminatum (Montgomery's syndrome) (author's transl). Ann Dermatol Venereol. 1979;106:353–9.

74. Perrins RJ. Harvey cushing: a life in surgery. Soc Hist Med. 2006;19:576–8.

75. Loriaux DL. Harvey Williams Cushing (1869–1939). In: A biographical history of endocrinology. D.L. Loriaux (Ed.). Wiley; 2016. p. 202–6. https://doi.org/10.1002/9781119205791.ch48.

76. Loriaux DL. Hakaru Hashimoto (1881–1934). In: A biographical history of endocrinology. D.L. Loriaux (Ed.). Wiley; 2016. p. 269–73. https://doi.org/10.1002/9781119205791.ch61.

77. Graham A, McCullagh EP. Atrophy and fibrosis associated with lymphoid tissue in the thyroid: struma lymphomatosa (Hashimoto). Arch Surg. 1931;22:548–67.

78. Sawin CT. Hakaru Hashimoto (1881–1934) and his disease. Endocrinologist. 2001;11:73–6.

79. Volpé R. The life of Dr. Hakaru Hashimoto. Autoimmunity. 1989;3:243–5.

80. Pearce JMS. Thomas Addison (1793-1860). J R Soc Med. 2004;97:297–300.

81. Jay V. Thomas addison. Arch Pathol Lab Med. 1999;123:190.
82. Manring MM, Calhoun JH. Biographical sketch: Fuller Albright, MD 1900–1969. Clin Orthop Relat Res. 2011;469:2092–5.
83. Fajans SS. Jerome W. Conn, 1907–1994. Ann Intern Med. 1994;121:901.
84. Christakis I, Livesey JA, Sadler GP, Mihai R. Laparoscopic Adrenalectomy for Conn's syndrome is beneficial to patients and is cost effective in England. J Investig Surg. 2018;31:300–6.
85. Loriaux D. Jerome W. Conn (1907–1994). Endocrinologist. 2008;18:159–60.
86. Tan SY, Merchant J. Frederick Banting (1891–1941): discoverer of insulin. Singap Med J. 2017;58:2–3.
87. Bliss M. "Texts and documents": Banting's, Best's, and Collip's accounts of the discovery of insulin. Bull History Med. 1982;56:554.
88. Jay V. Dr Robert James Graves. Arch Pathol Lab Med. 1999;123:284.
89. Shampo MA, Kyle RA. Edward C. Kendall—Nobel Laureate. Mayo Clin Proc. 2001;76:1188.
90. Freixa M, Simões AF, Rodrigues JB, Úria S, da Silva GN. Occam's razor versus Hickam's dictum: two very rare tumours in one single patient. Oxf Med Case Rep. 2019;2019(5):omz029. https://doi.org/10.1093/omcr/omz029.
91. Wilkinson ST, Grunwald MR, Paik JJ, Ostrow LW, Gelber AC. Hickam's dictum and the rare convergence of antisynthetase syndrome and hemoglobin SC disease. QJM. 2015;108:735–7.
92. Neiman ES, Farheen A, Gadallah N, Steineke T, Parsells P, Kizelnik ZA, Rosenberg M. An unusual presentation of Creutzfeldt-Jakob disease and an example of how Hickam's dictum and Ockham's razor can both be right. Neurodiagn J. 2017;57:234–9.

# 附录

## 附录1:基因突变及其相应的内分泌疾病

### 表1 垂体相关疾病

| 突变基因 | 内分泌疾病 |
| --- | --- |
| AIP | 家族性孤立性垂体腺瘤(FIPA)综合征 |
| KAL1,FGFR1 | Kallmann 综合征 |
| PROP1,POUF1F1 | 多发性垂体激素缺乏征 |
| Menin | 多发性内分泌肿瘤1型(MEN1) |
| PRKAR1A | 黏液瘤 |
| GnRH-1,KISS 1 | 特发性低促性腺功能减退症(IHH) |
| DAX1 | 特发性低促性腺功能减退症合并肾上腺功能不全 |
| LEP | 特发性低促性腺功能减退症合并肥胖 |

### 表2 甲状腺疾病

| 突变基因 | 内分泌疾病 |
| --- | --- |
| SCN4A | 低钾性周期性麻痹 |
| SLC26A4 | Pendred 综合征 |
| PAX8,TSHR | 先天性甲状腺功能减退症 |
| THRB,THRA | 甲状腺激素抵抗 |

### 表 3　肾上腺疾病

| 突变基因 | 内分泌疾病 |
| --- | --- |
| ALADIN | 3A 综合征(原发性肾上腺功能不全、无泪症和贲门失弛缓症) |
| RET | 2A 或 2B 型多发性内分泌肿瘤 |
| TSC1,TSC2 | 结节性硬化综合征 |
| VHL | Von Hippel–Lindau 综合征 |
| ABCD1 | X 连锁的肾上腺脑白质营养不良 |
| MC2R | 家族性糖皮质激素缺乏 |
| SDHx | 遗传性嗜铬细胞瘤–副神经节瘤综合征 |
| TP53 | 肾上腺皮质癌 |
| KCNJ5 | 家族性醛固酮增多症 |

SDHx 是指 SDHA、SDHB、SDHB 和 SDHAF2 等基因。

### 表 4　胰腺疾病

| 突变基因 | 内分泌疾病 |
| --- | --- |
| GCK | 单基因糖尿病(简单的过程) |
| HNF1A | 单基因糖尿病(对磺胺类药物敏感) |
| WFS1 | Wolfram 综合征(DIDMOAD) |
| KCNJ11 | 新生儿糖尿病 |
| ABCC8,KCNJ11 | 先天性高胰岛素血症 |

### 表 5　甲状旁腺及骨代谢疾病

| 突变基因 | 内分泌疾病 |
| --- | --- |
| CASR | 家族性低钙血症 |
| ELN | Williams–Beuren 综合征 |
| AIRE | 1 型自身免疫性多腺体综合征 |
| COL1A1,COL1A2 | 成骨不全综合征 |
| GCM2,PTH | 家族性孤立性甲状旁腺功能减退症 |
| 22q11.2 | DiGeorge 综合征 |
| PHEX | 遗传性低磷血症性佝偻病 |

表 A　脂代谢紊乱及肥胖

| 突变基因 | 内分泌疾病 |
| --- | --- |
| CETP | CETP 缺乏 |
| ABCA1 | Tangier 病 |
| LEP | 先天性瘦素缺乏症 |
| Apo C-Ⅱ | 高甘油三酯血症相关疾病 |
| LPL | 高甘油三酯血症相关疾病 |
| LDL-R, PCSK-9 | 家族性高胆固醇血症 |
| LCAT | 家族性 LCAT 缺乏 |
| MTP | 异常脂蛋白血症 |
| Apo E | 家族性血 β 脂蛋白血症 |
| ABCG5 | 谷固醇血症 |

# 附录 2：甲状腺检查、内分泌检查

用手掌检查甲状腺的最佳位置；第二、第三和第四根手指在前下颈部触诊甲状腺时的使用说明。

下面的检查方法按照视诊、触诊、叩诊(相关部位)和听诊的顺序进行。

### 甲状腺的检查

• 视诊肿大的甲状腺，可见颈部前部有肿块，吞咽时活动，正常的甲状腺在检查中看不到。

• 阳性的 Pemberton 征(医生让患者做双手上举动作，持续 30 秒，如果脸发红或者呈现紫色说明阳性，提示上腔静脉有堵塞)在甲状腺肿大的患者中，这种体征阳性提示有胸骨后甲状腺肿大。

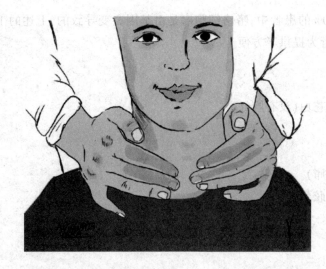

图 1　甲状腺检查示意图。

### 触诊

- 颈部的最佳位置有助于触诊甲状腺体。患者的颈部应处于放松的位置,不要使颈部过度的伸展或屈曲。胸锁乳突肌不得小于 $10°$,下巴和胸骨之间应有足够的空间,可以使手进行触诊。

- 依次触诊每个甲状腺叶和峡部。偶尔也可能触及副峡部:锥体叶。检查压盖的一致性。如果腺体较为柔软,不要进行深部触诊。如果腺体是软的,可能是 De Quervain 甲状腺炎。正常甲状腺有一定的硬度。其覆盖的皮肤通常是可以自由移动的。如果腺体附着在皮肤上,可能暗示是恶性肿瘤或 Riedel 炎。

- 可以尝试触摸甲状腺结节。最好使用检查手指(第二指、第三指和第四指)进行触摸。

- 触诊时可以要求患者做吞咽动作,并检查甲状腺有无胸骨后延伸。

- 根据 WHO 分类系统对甲状腺肿大进行分级(见第 2.3.2 节)。

- 触诊所有区域的淋巴结组(Ⅰ~Ⅵ)。

### 叩诊

- 胸骨后甲状腺肿可能需要对胸骨柄进行叩诊。叩诊音是实音。但这种检查很少做,除非是在胸骨的颈静脉切迹触及甲状腺组织时,可以考虑做,以诊断胸骨后甲状腺肿。

### 听诊

- 在高代谢症状特别明显的患者中,尤其是特别典型的 Graves 病,杂音可能出现在甲状腺上动脉附近的甲状腺上极。

## 附录 3:内分泌学中一些特殊名词的快速记忆法

### 嗜铬细胞瘤(10%原理)

- 10% 是家族性的。
- 10% 是恶性肿瘤。
- 10% 是肾上腺外的。

最近的证据表明,在高达 30%的患者中,嗜铬细胞瘤是由基因突变导致的,上述的 10%原理为理解嗜铬细胞瘤的一般行为提供了方便。

### 嗜铬细胞瘤(8P 原理)

- Pallor(not flushing):脸色苍白(没有脸红)。
- Perspiration:出汗。
- Panic:恐慌。
- Pain(headache):疼痛(头痛)。
- Postural dizziness:体位性眩晕。
- Panic attack:恐慌性发作。
- Palpitations:心悸。

- Paradoxical hypertension in the setting of beta-receptor blockers:β-受体阻滞剂应用不能有效降低高血压。

## 胰岛素瘤(10%原理)

- 10% 为恶性肿瘤。
- 10% 是多发的。
- 10% 是多发性内分泌肿瘤 1 型的一部分。
- 10% 是异位的。

胰岛素瘤通常是单发良性的肿瘤。

## Addison 病的病因(ADDISON)

- Autoimmune adrenalitis:自身免疫性肾上腺炎。
- Drugs:药物(类固醇生成抑制剂,酮康唑,米托坦)。
- Diffuse amyloid deposition:弥漫性淀粉样沉积(淀粉样变)。
- Infectious agents:感染(结核病、人类免疫缺陷病毒)。
- Secondary causes:次要原因(垂体功能减退)。
- Other causes:其他原因(肾上腺出血)。
- Neoplasia:肿瘤(通常由肺、乳腺、胃、肾、直肠乙状结肠或黑色素瘤的原发肿瘤转移)。

## 糖尿病酮症酸中毒的病因(6I 病因)

- Infection:感染(尿路或呼吸道感染)。
- Insulinopenia:胰岛素缺乏(1 型糖尿病为绝对缺乏,2 型糖尿病为相对缺乏)。
- Infarction:梗死(无症状心肌梗死)。
- Injury:创伤(严重创伤或压力)。
- Index presentation:指标出现(新诊断 1 型糖尿病)。
- Issues of adherence to insulin therapy:持续的胰岛素治疗的问题。

## 高钙血症的原因(SHIFT in calcium)(钙的 SHIFT)

- Sarcoidosis and other granulomatous diseases:结节病和其他肉芽肿性疾病。
- Hyperparathyroidism,hyperthyroidism,hypervitaminosis A and D:甲状旁腺功能亢进症,甲状腺功能亢进症,高蛋白血症 A 和 D。
- Immobilization:固定(增加骨吸收)。
- Familial:家族性(家族性低钙尿高钙血症)。
- Tumors,thiazide diuretics,lithium:肿瘤,噻嗪类利尿剂,锂。

## 库欣综合征的临床特点(满月脸,Moon Facies)

- Menstrual disorders:月经失调。

- Osteopenia or osteoporosis：骨质减少或骨质疏松症。
- Obesity：肥胖（中心性肥胖）。
- Neurosis：神经症（抑郁症或精神病）。
- Face：面部病变（多毛、多毛、痤疮）。
- Altered muscle physiology：肌肉生理改变（近端肌肉无力）。
- Supraclavicular and dorsocervical fat pads：锁骨上和颈背脂肪垫（水牛背）。
- Infection：感染。
- Elevated blood pressure：高血压。
- Skin(easy bruisability)：皮肤病变（易擦伤）。

## 低血糖的原因，感觉头晕(Feeling Dizzy)

- False hypoglycemia：假性低血糖（不符合 Whipple 标准的假性低血糖）。
- Exogenous：外源性（胰岛素或胰岛素分泌促进剂）。
- Ethanol：乙醇。
- Liver failure：肝衰竭。
- Immune dysfunction：免疫功能障碍（刺激抗胰岛素抗体）。
- Neoplastic：肿瘤（产生 IGF-2 的胰岛素瘤或肉瘤）。
- Glandular dysfunction：腺体功能障碍（垂体功能不全、肾上腺功能不全）。
- Drugs：药物（喹诺酮类、戊脒、β-受体阻滞剂、血管紧张素转换酶抑制剂）。

## 1 型多发性内分泌肿瘤(PPP)

- Pituitary adenoma：垂体腺瘤。
- Pancreatic adenoma：胰腺腺瘤。
- Parathyroid adenoma：甲状旁腺腺瘤。

## 2A 型多发性内分泌肿瘤(MPP)

- Pheochromocytoma：嗜铬细胞瘤。
- Medullary thyroid carcinoma：甲状腺髓样癌。
- Parathyroid adenoma：甲状旁腺瘤。

## 2B 型多发性内分泌肿瘤(MPM)

- Pheochromocytoma：嗜铬细胞瘤。
- Medullary thyroid carcinoma：甲状腺髓样癌。
- Mucosal neuromas and a marfanoid body habitus：多发性黏膜神经瘤和马方体征。

## 骨质疏松症的治疗(ABCDE)

- Activity：活动（负重运动）。

- Bisphosphonates：双膦酸盐。

- Calcium supplementation：补钙。

- D(vitamin D supplementation)：补充维生素 D。

- Estrogens(menopausal hormone therapy)：雌激素(更年期激素疗法)。

## 男性女型乳房的原因(MAKE BREAST)

- Marijuana：大麻。

- Alcohol：乙醇。

- Klinefelter's syndrome：Klinefelter 综合征。

- Estrogen excess：雌激素升高。

- Baby(circulating maternal estrogens)：婴儿(循环母体雌激素)。

- Receptor blockers(ketoconazole,calcium channel blockers,and H2 blockers)：受体阻滞剂(酮康唑、钙通道阻滞剂和 H2 阻滞剂)。

- Elderly：老年。

- Antineoplastic agents(alkylating agents)：抗肿瘤药物(烷化剂)。

- Spironolactone：螺内酯。

- Tumors(adrenal or testicular)：肿瘤(肾上腺或睾丸)。

# 索 引

# 内分泌病理生理学：体检简明指南

## 简单明了　易学易懂

### ★本书配套线上资源★

**本书配套彩图**
查看本书配套彩图，更加直观、清晰。

**医学书单推荐**
精选医学书单，多角度储备知识。

**同行业交流圈**
共建沟通桥梁，交流读书心得。

▼入群步骤▼

第❶步：微信扫描二维码
第❷步：根据提示进入社群
第❸步：群内交流读书心得

扫码加入同行业交流圈